"健康+"语录：
活过120岁

陈启宇　胡鸿毅　主编

U0279197

上海科学技术出版社

图书在版编目（CIP）数据

"健康＋"语录：活过120岁 / 陈启宇，胡鸿毅主编. -- 上海：上海科学技术出版社，2020.8
ISBN 978-7-5478-4998-9

Ⅰ. ①健… Ⅱ. ①陈… ②胡… Ⅲ. ①保健－基本知识 Ⅳ. ①R161

中国版本图书馆CIP数据核字(2020)第116833号

"健康＋"语录：活过 120 岁

陈启宇　　胡鸿毅　　主编

上海世纪出版（集团）有限公司
上 海 科 学 技 术 出 版 社　　出版、发行
（上海钦州南路 71 号　邮政编码 200235　www.sstp.cn ）
上海锦佳印刷有限公司印刷
开本 787×1092　1/16　印张 9
字数 120 千字
2020 年 8 月第 1 版 2020 年 8 月第 1 次印刷
ISBN 978-7-5478-4998-9/R·2131
定价：52.00 元

编　委　会

主　编
陈启宇　胡鸿毅

副主编
陈玉卿

策　划
沈　涵

编写人员
易锦媛　孙　丽　俞本庆　陈苏梅
刘立华　梁晶晶　吴　辰　刘元元

内容提要

　　本书汇聚了"复星健康+"名医讲堂医学专家精练"金语"、健康直播精华，向关注健康的读者们传播权威的健康知识，倡导健康的生活观念。"大咖来了""活力中医""现代食疗""强健筋骨""心理健康""运动与美"六大板块的丰富内容，让读者在阅读中对疾病与生活方式有重新的认知和思考，用一种更健康的理念重新审视生命与健康生活。

　　书内还有精彩图文再现，读者可以通过扫码观看精彩视频重播、在线咨询或预约专家，轻松拥有健康生活。

序　一

什么是健康？

对健康的探究和诠释是一个看似老生常谈却又亘古不变的大课题，它可以关系到世界的秩序、国家的繁荣、社会的长治久安；也是一个与我们每个人息息相关的小话题——"你今天胃口好么？睡得香么？身体怎么样？"传统的健康观是"无病即健康"，或者维持生理机能的正常运作即是健康。现代人的健康观则认为，健康是整体而综合的。世界卫生组织（WHO）提出："健康是一种生理、心理与社会适应都臻于完好的状态，而不仅仅是没有疾病或虚弱的状态。"可见，从身体各部位功能完备、对疾病具有抵抗力、能够经受自然环境的考验，到拥有充沛的体力和精力，从容不迫地应对工作、学习和生活，再到意志坚定，有积极向上的激情和勇于承担责任的进取心，"健康"一词大道至简、包容万象，它所承载和赋予的是生命存在的最优状态，也是从古至今每个个体、每个家庭所追求的基本权利。

怎样保持健康？

《黄帝内经·素问》开篇"上古天真论"即提出了这一千百年来的疑问："余闻上古之人，春秋皆度百岁而动作不衰；今时之人，年半百而动作皆衰者。时世异耶？人将失之耶？"健康和长寿的秘诀深藏在古人的智慧中。如何遵循自然界的变化规律生活，如何符合自身体质调养锻炼、平衡身心，如何合理饮食、适当运动、不过度劳累，是人们所不断追求的。保持健康，也是保持一种健康的生活理念、态度和方式，也是时至今日，我们希望以小见大、深入浅出地阐述、探究、共享健康的初衷。

古人的疑惑在 2 000 多年后的今天，更展现出了具有时代特征的、更艰巨的挑战。当现代社会的发展带来了浮躁、快节奏的生活环境和压力，当青年"用最贵的保健品，熬最长的夜"，当"啤酒里面加枸杞，可乐里面加党参"这样既矛盾又无奈的生活方式成为"养生"常态，更当一场疫情或大流行病打破社会秩序的正常运作、挑战公共卫生体系的承载力时，愈发让我们警醒和改变。从每个个体来看，人们对于生命的感悟、对于健康管理的意识在强化；从国家健康事业的发展来看，对健康观念的普及、健康知识的传播和公共健康体系的构建更应适应时代、着眼长远、精准定位。

同时，面对突如其来的挑战，健康体系建设不仅需要政府的政策引导和推动，更需要广大家庭和全社会，特别是有责任、有担当的企业的参与和支持。我们看到了如复星这样的企业，不仅在危难时刻第一时间勇担使命、积极行动，担负起全球医疗物资采购和支援的重任，更在未来健康产业发展中持续发力。自疫情发生以来，摆在有就医需求患者面前的两难问题愈发突出，部分疾病及健康咨询等线上服务需求不断提升。复星通过为患者搭建实时线上健康义诊平台，为保障家庭健康提供便捷的健康医疗服务，邀请医疗领域名医大家为公众带来的"名医讲堂"健康公益直播，探索了向社会及公众普及健康知识及理念的线上新思路。

2020 年注定是不平凡的一年。面对严峻而复杂的疫情，中国公共卫生建设及医疗行业参与者的重要性愈加凸显。习近平总书记在 6 月份的一次专家学者座谈会上指出，"中西医结合、中西药并用，是这次疫情防控的一大特点，也是中医药传承精华、守正创新的生动实践"。可以看到，在这场人类与自然和疾病的战争中，在新冠肺炎的防治实践中，中医药早期介入、中西医结合治疗，对于提高治愈率、降低病死率具有显著作用，中国人民和中华民族的博大智慧在当代公共卫生事件中成为一大亮点。

我们也应看到，疫情形势虽然出现积极变化，但疫情防控形势依然严峻复杂，个人、家庭、社会对健康的追求更是任重道远。"圣人不治已病，治未病；不治已乱，治未乱。"如何治未病？如何防病于未然？生病了如何对症下药？如何面对及应对？

《"健康 +"语录：活过 120 岁》的各位读者及医疗同仁们，希望通过我们的不断努力，共同加强中西医结合，提高人民群众健康水平，为构建社会主义和谐社会做出更大的贡献。再次感谢医学大家们为大众带来的一场场精彩的健康科普讲座，他们用最简练的语言、最直接的呈现方式，从医学权威的角度解读健康，让我们更了解疾病。知其然，更知其所以然。更重要的是，他们为我们带来了新的启发和感悟——如何健康生活，让我们一起努力！

上海中医药大学校长
上海市医学会会长
上海市医师协会会长

徐建光

2020 年 6 月

序　二

　　在两年前第一届进博会的大健康论坛上，我和西湖大学的施一公校长就"人类是否能活到 121 岁"做过一番交流。我还记得当时施校长站在严谨的学术角度，指出了"超越 120 岁"梦想与彼时前沿科技水平之间的差距。时至今日，我依然对这个命题有充分的信心，因为我相信，这是我们所有人的梦想，是我们全人类共同的目标。我们一定要有一个能够给自己足够压力的目标和梦想，即使现在不能实现，但我们朝着对的方向，坚持努力，我相信总有一天可以实现。

　　人们对健康的追求和向往从未停歇。在今年年初遭遇了这一场突如其来的疫情之后，健康的意义显得更加重要。也正是人们对健康的追求和向往，推动了社会和医学科技的进步。以前，大家觉得癌症真的是一个绝症，除了放疗、化疗、癌变组织切除，好像也没有什么更好的治疗办法。现在，越来越多的专家认为，未来癌症将成为慢性病，在不久的将来，人类可以战胜癌症，并成为大概率事件。这就是我对"超越 120 岁"梦想的信心的来源。

　　2020 年的这场疫情给我们带来的冲击不仅是对国家经济和社会安全的考验，更渗透到千家万户，给人们的生活方式带来了改变，"家庭"和"健康"成为大家日益关注的两个关键词。复星致力于服务全球 10 亿家庭客户，自然也不会忽略疫情之下以及后疫情时代人们对"健康"的需求。为了紧紧围绕"家庭"和"健康"的需求，我们在 4 月 29 日推出了以家庭为中心的在线医疗健康平台"复星健康+"，快速展开了线下医疗产业的线上布局。整个 5 月期间，我们邀请了近百位医学专家，包括数十位院士及重磅级名医，以论坛、对话及访谈的形式，围绕健康产业及健康生活热点话题，举办了近百场专业健康科普及深度学术探讨直播，为千家万户提供了最新、最权威的健康知识。

"复星健康+"作为一个健康传播平台，希望可以为大家提供最深入浅出和最实际有效的医学健康知识，用健康服务全球 10 亿家庭。

健康，比什么都重要！

复星国际董事长

郭广昌

2020 年 6 月

前　言

　　高质量的生命就是活到"天年"。《黄帝内经》说："上古之人，春秋皆度百岁乃去，而尽终其天年。"早在几千年前，充满智慧的中国人就能按照自然界的运行规律来推演人的一生了。古人还把人的寿命分为上寿、中寿、下寿三种，各代各家的说法不一，流传比较广的是：上寿百二十，中寿百岁，下寿八十。

　　多么令人向往的健康人生！这只是古人的幻想吗？近年来，美国学者海尔弗里根据细胞分裂次数来推算人的寿命，得出的结论是，人的最高寿命应该为120岁。Nature 杂志也发表论文，认为基因解码后人类的寿命可以超过120岁。也许将来，拥有先进医学技术和健康理念的人，真的能活过120岁！

　　今天，我们每个人都关心该如何拥有更健康的人生，但疾病的到来往往难以避免。尤其是2020年，全世界范围经历了新冠疫情的侵袭，让很多人被迫体验了连续几个月闭门不出的生活煎熬。被疫情重新书写过的生活，促使人们对健康的全方位需求大大提升。

　　疫情走向常态化后，生活在继续，生命的弹性在疫情压力下得到了充分展现。当生活、工作方式的重心加速向线上转移的同时，大家也开始更重视家庭关系的维系和心理健康，期待更多能够全家共享的健康产品和服务。

在此背景下，复星于 2020 年 4 月 29 日发布了在线医疗健康平台——"复星健康＋"。这是一款以家庭为中心的在线医疗健康平台，会聚数万名医生，为广大家庭提供在线问诊、名医直播、家庭医生等医疗健康线上服务。

从 5 月 1 日开始，持续一个月，近百位院士级、主委级、副主委级的专家名医纷纷做客名医讲堂直播间，展开了一系列线上健康讲座，为大众提供最便捷的健康服务与最新、最权威的健康知识，在社会上产生了巨大反响。

这些名医可谓群星璀璨，其中既包括张文宏等大家熟悉的抗疫专家，也包括戴尅戎、樊嘉、金力、宁光、葛均波等院士级的大咖。他们通过直播的形式，深入浅出地分享了各自的前瞻性理念，其中诸多真知灼见可称为经典"语录"。在倾听专家们的健康语录的同时，作为深耕大健康产业的一分子，我们也十分珍惜这样的学习交流机会，心怀医疗科技和医疗卫生事业的发展与未来，精心策划了好几场有产业界嘉宾参与的大咖对谈。复星创始人郭广昌、汪群斌等也加入直播队伍中，贡献了他们对行业的独特洞察。

这上百场直播的内容，累积起来是一笔宝贵的知识财富，我们希望这些知识能沉淀下来，让千家万户受益，这也是出版此书的初心。通过系统化的知识整理，让声音变成文字，让直播变成图书，从而以另一种方式走向社会，造福更多的家庭。

　　本次出版的《"健康 +"语录：活过 120 岁》是"'健康 +'语录"系列的开篇之作，该书的核心思想是希望传递给读者正确的健康观，帮助每个人拥有更健康的人生。人人都想拥有健康，健康的标准是什么？常态化抗疫时我们该如何防护、锻炼？如何吃出健康？我们该如何呵护自己的心理健康？如何让自己美得健康？本书切合当下人们普遍关心的健康话题，选取了"复星健康 +"名医讲堂直播精华内容，分"大咖来了""活力中医""现代食疗""强健筋骨""心理健康""运动与美"六个章节娓娓道来。

　　期待在这本书的启发下，读者可以带着全新的感悟，重启对生命与健康的探寻，反思自己现有的生活方式和心理状态，用更科学的方法引领自己和家庭乐享健康人生。

　　本书汇编过程得到了上海市医学会、上海市医师协会、上海市中医药学会的指导，更离不开所有参与其中的院士、专家的帮助和支持。在此，我要特别感谢上海中医药大学校长、上海市医学会会长、上海市医师协会会长徐建光教授，上海市中医药学会会长、上海中医药大学副校长胡鸿毅教授，当我提出共同汇编出书的想法后，两位教授第一时间允诺担纲。同时，在上海科学技术出版社的全力支持与帮助下，本书得以迅速启动组稿、编辑和出版。这本书是我们共同纪念 2020 这个特殊年份的独具意义的礼物，值得珍藏。

　　这场由新冠病毒引发的危机，不仅威胁着每一个人的生命健康，也给全世界的社会、经济、生活带来了巨大的冲击。展望未来，作为一家已深耕大健康产业近 30 年的产业集团，复星将围绕着让全球每个家庭生活得更幸福的使命，继续推动大健康产业创新和服务升级，为民众提供全方位、个性化、有竞争力的创新健康产品和健康服务。希望《"健康+"语录：活过120 岁》的读者们能有所收获，健康地活在当下，一起长命 120 岁、超越 120 岁！

复星国际联席 CEO
复星医药董事长

陈启宇

2020 年 6 月

目　录

大咖来了

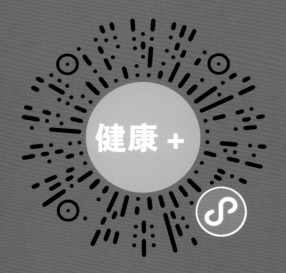

健康 +

常态抗疫，如何健康生活

2020 年年初，一场突如其来的新型冠状病毒疫情袭击了全球。目前，国内的疫情已基本得到控制，进入"常态化的疫情防控"阶段，但国际疫情形势不容乐观。受全球环境的影响，中国面临着不断出现输入病例的风险。在此情况下，我们如何健康生活，且听专家从"戴不戴口罩""武汉病毒核酸检测""疫苗研制"以及"复工复产的重要性"等方面，谈谈他们的认识和观点。

1. 戴口罩是防疫的一个重要举措

张文宏：复工复产，最主要的问题是人群又聚集在一起了，人群聚集风险就来了，戴口罩是保持社交距离的重要举措。有呼吸道症状的时候必须戴口罩，如果不戴就是不道德的。带有单向阀门的口罩（气只是往外呼的），劝大家不戴。

目前教育部门对学生戴口罩有比较严格的要求，在人群密集的场合提倡戴口罩，我完全同意。学生在空旷的场地进行体育活动的时候可以不戴口罩。

戴和不戴口罩是动态的。如果整个上海一个确诊病例都没有了，我不说，可能大家也就慢慢把口罩脱下来了；但如果突然有个新确诊病例，不用我讲，每个人又都会自觉地戴起口罩了。不管怎样，安全健康是第一位的，每个人要对自己负责，对家庭负责，也要对他人负责。

大咖金语

从科学上讲，戴口罩是保持社交距离的一个重要举措。

——张文宏

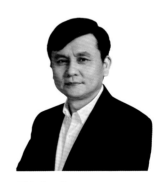

张文宏
复旦大学附属华山医院感染科主任

2. 武汉核酸筛查已不是单纯的医学问题

张文宏：武汉正在紧锣密鼓地展开对全人群的新冠病毒核酸筛查，10 天大约要做 1 000 万人的检测，很难想象，中国再次显示了制造业大国的风采。武汉普筛一遍，这样就是要让大家更相信、更放心，筛查变成了一个社会的问题。最后到底能筛查出多少阳性，而且筛查出来阳性也未必马上就能诊断是阳性，还得复核。医学上诊断一例阳性是非常严谨的。有人问，如果上海有一两例新确诊病例，要不要对 3 000 万人筛查核酸？我认为毫无必要。我回答所有问题，肯定是以科学为依据。

郭广昌：为什么说武汉全民检测是必须的？看上去很贵，一个人要花费 200 元人民币。但如果大家不出来工作或消费，经济上一天损失大约是 60 亿元人民币，所以要算的是整体的社会账、心理账。一方面要让大家放手生活，另一方面加大核酸检测能力。经过这次抗疫，我对以张教授为代表的我们国家的医护群体都非常有信心！

3. 100% 要靠疫苗才能战胜疫情

张文宏：目前，在世界卫生组织清单上全球正在研制的疫苗有近 200 个，已经进入临床试验，中国有进入一二期临床试验的，还没有进入三期的。有很多是老疫苗改造，也有很多是新疫苗。

老疫苗是灭活疫苗，新疫苗是核酸疫苗。

如果现在做的疫苗有一个是有效的，而且研发进展比较顺利、速度比较快，那新的疫苗应该在 2021 年 3 ~ 6 月就会面世；如果进展不太顺利，也许要到 2021 年年底或是 2022 年年初。

我们在期待疫苗出来的同时，还有一个很大的不确定性。疫苗出来不出来，取决于新型冠状病毒是准备在这个世界上长期存在下去，还是像SARS、MERS（中东呼吸综合征）那样过段时间就会消失。如果病毒消除了，疫苗研发就会停下来，连用的机会都没有；如果病毒一直存在，疫苗就一定会出来，而且 100% 要靠疫苗才能战胜疫情。

4. 经济发展和常态抗疫成为新挑战

郭广昌：上海从 2020 年 5 月 5 日起全面启动经济活动，推出了 "5·5 购物节"，取得了显著的成效，江苏、湖北、北京都有很多刺激消费的措施出台。试想，经济不启动，抗疫成功了又有什么意义？

现在我不担心有一定规模的大企业，最担心的是中小企业，尤其是小型餐饮店、美容店、洗脚店、理发店，服务业是支撑中国经济、就业最主要的来源。中小企业靠什么活下来？第一要靠好产品，第二要学会线上化生存，第三要做好自己这门生意的健康化管理。在最困难的时候，不要轻易放弃，因为你不仅为自己在撑，也为整个社会在撑。我们应该积极支持中小企业迅速复工，

＋ 大咖金语

如果病毒一直存在，疫苗一定会研制出来，而且 100% 要靠疫苗才能战胜疫情。

——张文宏

战胜疾病最后要靠科学，要靠科技创新和发展。

——郭广昌

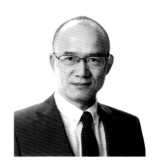

郭广昌
复星国际董事长

＋ 大咖金语

虽然未来一段时间会面临输入病例的风险，但是我们应该有信心，中国经历过第一波疫情以后，全国的公共卫生体系实际上得到了极大的提高，这是我们商业复工、复产、复市非常好的一个保障。

——张文宏

还要鼓励消费，要让大家放心消费。

张文宏：对经济发展来说，体育产业极为重要。现在中国是全球防疫形势最好的，应该在病例数持续得到管控的城市开展一些体育活动和体育赛事。我强烈呼吁大家关注推迟到明年举办的夏季奥运会。东京夏季奥运会如能准时开幕，这将是全世界真正恢复正常的一个标志。

产学研跨界谈基因

中国现代遗传学奠基人谈家桢先生曾经说过，21世纪是生命科学的世纪，是生物学的世纪。一场新冠疫情，让人们看到无论是诊断试剂的研发应用，还是疾病的治疗、预防，都离不开生物分子学和基因工程学的参与，我们来听听科学家和企业家怎么认识基因与未来。

1. 人类遗传学是研究什么的

金力：每个生物个体有很多特征，这些特征在遗传学上叫表型，就是表现的类型。这些表型实际上是由基因决定的。人类遗传学就是以人的表型、基因为研究对象，去搞清楚基因、表型和环境这三者之间的相互关系。举一个大家都比较熟悉的例子：汉族人中大概有40%的人喝酒会脸红，尤其在南方，喝酒脸红的人比例更高；而有些人喝酒则不会脸红，为什么？现在搞清楚了，这里面最核心的机制就是体内乙醛脱氢酶2（LDH2）产生了变异。这个基因与酒精进入人体之后的代谢有关系，也就是说人是不是喝酒后会脸红，是因为他们代谢酒精的能力不一样。如果不喝酒你不会脸红，而喝了酒脸会红，喝酒就变成了一个环境暴露。很多表型在一些情况下看不出差异，只有在特定的环境因素下才能看到差异，这就是遗传学研究的三大主题：基因（内因）、环境（外因）、表型（结果）。

大咖金语

人跟人的基因有差异，就是这点很小的差异决定了人跟人表型特征不一样。科学家要搞清楚哪些表型特征跟哪些基因的变异有关系。

——金 力

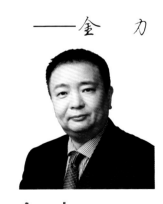

金 力
中国科学院院士
复旦大学常务副校长

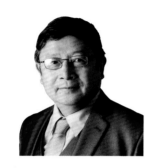

许　田
西湖大学副校长
复星医药首席科学顾问

许田：人类遗传学与我们生活息息相关，比如黄种人的黄皮肤、白种人的白皮肤和非洲裔人的黑皮肤，都是由基因决定的；亚洲人喜欢吃米饭也跟基因有关。我之所以做果蝇和小老鼠研究，是因为人类把基因传下去需要 20 年，果蝇只需要 10 天，10 天时间里果蝇就可以繁殖出几百只小果蝇，所以比较容易研究。如果要研制一些新的药物、治疗方法，就需要先在动物身上做试验，动物试验成功之后再到人的身上试验。所以除了人类遗传学，动物遗传学也是遗传学的一部分。

➕ 大咖金语

在人类历史上，尤其进入文明社会之后，对人类最大的挑战就是传染病。中世纪的黑死病、鼠疫，1918 年的全球大流感等，传染病一次又一次挑战人类的生存。传染病对人类的基因构成很大的挑战。

—— 金　力

2. 传染病对人类基因的影响

金力：人类进化的驱动力是什么？前面提到人的基因发生变异会影响疾病的发生发展，就是特征产生一些变化，但是要让这些变化在人群当中固定下来并且存在下去，需要环境的改变。

比如，欧亚大陆上人类的祖先走出非洲的时候，首先要面对的是一个完全不同的新环境，其中很重要的就是紫外线辐射，紫外线辐射量的减弱导致皮肤颜色变浅。东亚人最早从南亚进入东亚，那个地方又热又潮，所以东亚人和欧洲人、非洲人相比，汗腺密度多了 15%，所以东亚人更容易出汗，出汗这个表现是一个很重要的性状。中世纪欧洲的黑死病、20 世纪初的大流感，都造成了大量的人员死亡。欧洲殖民者到了美洲大陆，与其说他们是用枪和炮消灭了当地的土著人，不如说是他们身上携带的细菌和病毒导致当时美洲原住民大量死亡。

今天我们来看人类文明史，发现传染病是个绕不开的话题，很重要。1918 年的大流感和很多历史的重要转折点有关系。在现代文明社会，我们更应该重视应对传染病的方法。

3. 新冠疫情下基因与表型的研究

金力：我们刚开始做基因和表型关系研究，是一个基因对应一个表型，比如血压的高低是由哪些基因决定，这样做起来很慢。后来有科学家提出，我们可以把基因组全部做掉，从此就诞生了人类基因组学、基因组计划。

20 世纪末启动人类基因组计划，经过十年的努力，终于在 2001 年 2 月由人类基因组计划组织和美国塞雷拉基因组公司共同公布了人类基因组草图。这是人类认识生命本质的又一重大突破，将为人类健康和疾病的研究带来根本性的变革。

基因组学的思路就是从一个表型出发，然后去看所有的基因，表型组学的思路是把多个宏观表型和微观表型结合起来研究，这样我们就可以发现新的规律、提出新的问题。所以说表型组学是一种工具，让我们看到更多的表型和基因之间的关系以及它背后的生物学意义、生物学机制，并通过其他的学科去进行证实和解决。

新冠疫情期间，我们有一个研究团队就是在新冠肺炎病人入院以后由轻到重阶段不断采样，通过对病人的血液、尿液、唾液、痰液等 2 000 多个代谢产物、8 000 多个蛋白的研究，试图找出全身所有器官在发病过程中的变化，推测究竟哪个

大咖金语

在这次抗疫当中，我们感兴趣的问题是基因和表型之间的关系。对做科研的人来说，我们的能力如何体现？尤其是在越来越严峻的国际竞争当中扮演什么样的角色。

——金　力

9

疫情是危机，在危机面前我们应该考虑如何用科研和产业的能力有效并快速地解决危机。得益于在基因诊断技术研发方面的积累，这次新冠疫情中，我们也推出了自主研发的核酸检测试剂，在全球抗疫过程中发挥了非常重要的作用。

——汪群斌

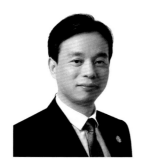

汪群斌
复星国际联席董事长

器官出问题了。结果发现，病人得病以后有不同的表型，包括整个免疫反应、免疫响应。通过对整个过程进行细致监控、研究，为我们后面的诊断、对症治疗提供了大量有用的信息。

表型组学实际上就是遗传学的一种延伸，最终还是为了解决基因和表型的关系。只不过在表型研究当中用到大量的现代技术——如大数据技术——更高效、更精确。

4. 新冠疫情下的产业创新与担当

汪群斌：20 世纪 80 年代中期以后，生物学尤其是分子生物学技术和基因工程得以飞速发展，重组人胰岛素、α- 干扰素、促红细胞生成素、粒细胞集落刺激因子、乙肝疫苗等先后上市。1985 年，美国科学家卡里·B·穆利斯发明了高效复制 DNA 片段的"聚合酶链式反应（PCR）"方法，用来在体外扩增特定的 DNA 片段，这是现在被广泛使用的基因检测技术。此后，基因诊断技术被越来越普遍地用于乙肝、丙肝等感染性疾病的诊断。这些新技术的发明应用，推动了医药工业的发展，也是从那个时候开始，出现了很多创新发展的机会。

得益于在基因诊断技术研发方面的积累，这次新冠疫情中，我们也推出了自主研发的核酸检测试剂。简单地说就是，样品里面有一到两个病毒的基因，通过 80 分钟使其扩增达到 10^{13} 个，也就是超过 10 万亿倍，这样就可以用很多的手段进行检测。这款检测试验盒采用新冠病毒的三个位点，以确保检测的准确性、灵敏度。该产品已经在中国、美国、澳大利亚、欧盟等全球近 20 个国家和地区应用，在抗疫过程中发挥了重要的作用。

我们希望看到全球的疫情能够尽快得到控制，尤其要发挥基因工程在诊断、治疗、预防等方面的重大作用，也希望越来越多的人健康、快乐、富足地活到 121 岁！

世界上最好的医院

生老病死是自然规律。每个人从出生到死亡，一生都不可避免地要跟医院打交道。那么，在普通老百姓的眼里，什么样的医院是世界上最好的医院？在医学大咖的眼里，什么样的医院才是最好的医院？一起来听听他们怎么说。

大咖金语

静谧、安静、安全，这是一个好医院应该追求的文化和风格。

——宁　光

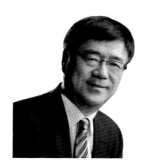

宁　光
中国工程院院士
上海交通大学医学院附属瑞金
医院院长

1. 什么才是最"好"的医院

樊嘉：我认为服务最好应该是第一位的；第二是技术最好，病人来了之后可以解决他的痛苦和问题；第三，医院的环境、设施、流程让病人感受到非常舒适、放心。这三个方面都可以做到的话，这家医院应该是最好的医院。

宁光：什么是最好的医院？我给它一个英文词"Be quite"，总共有七个字母。第一，"B"（Brand），品牌，医院品牌其实很重要。第二，"E"（Evolution），进步，医院首先要进步，如果不进步的话不管什么医院都不好。第三，"Q"（Quality），质量，一个好医院必须有质量，而且这个质量是能够传承、普及的。第四，"U"（Union），联合、联盟，现在的医院，无论是医生还是科室甚至是医院，都已经不可能是"包打天下"的，所以必须要形成联合体。第五，"I"（Intelligence），智慧，首先医生要有智慧，医生是看护健康的，一定是最聪明的人，在任何一个国家，都是那些最聪明的人、最能干的人做医生；其次是智慧医疗，应用物联网、互联网、大数据这些最新的技术去服务医疗工作。第六，"E"（Efficiency），效率，医院必须有效率。第七，"T"（Technology），技术，在任何情况下，医院一定是靠技术使病人能够得到更好的看护。

"Be quite"，静谧、安静、安全，这是一个好医院应该追求的文化和风格。一座医院，像一条小河在森林里面静静流淌，但有时候又是非常有波澜的，任何的波澜壮阔都是和生命连在一起的，都是和健康连在一起的，这样的医院是我心目中最好的医院。

陈启宇：从老百姓的角度讲，肯定希望去最好的医院看病，看病方便、能够看得好、价格可承受、值得信任，这才是最好的医院。

2. 正确认识"医院排行榜"

宁光：医学、医院是不能单纯用排行榜来衡量的。各家医院有骨子里的精神文化，这不可能完全一样，是没有办法用榜单来衡量的。能够提供最适时、最适应、最适合的看护给病人，让他们更健康、更快乐、更幸福，这是医院应该追求的目标。为什么会有一个医院排行榜单呢？最主要是方便让病人去选择医院，他们可以很快找到一个相关科室。比如，肝脏有问题的病人，很容易知道要去上海中山医院找樊嘉院士，因为他是这方面的专家。我们要看榜单，但不一味追求榜单。

大咖金语

医学和医院不能用排行榜来衡量。因为各家医院有骨子里的精神文化，这不可能完全一样。我们要看榜单，但不一味追求榜单。

——宁 光

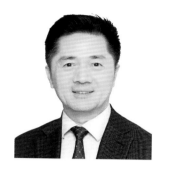

樊 嘉
中国科学院院士
复旦大学附属中山医院院长

樊嘉：我很赞成宁院长的意见。关于医院排行榜，有很多的评法，这个榜是不是真正代表实际情况，大家都提出了很多质疑。每家医院都有自己的文化印记，像瑞金医院有一百多年的历史，有非常好的文化传承，建院 80 多年的中山医院有自己医院的文化，文化的问题是很难量化的。老百姓内心也有自己的衡量，有人喜欢到瑞金医院看病，有人喜欢到中山医院看病，有人喜欢到华山医院看病，甚至几代人都在同一家医院看病。

3. 创新是医院可持续发展的动力

宁光：医院是一个特殊的行业，不像其他的行业，盈利是首要的，要给社会创造财富。医院所创造的财富，第一是健康财富，第二才是财政财富。所以从这个角度上来讲，办医主体是谁无关紧要，医院的职责才是最重要的，要体现公益性，要体现为社会担责的这种义不容辞的责任。

评价一家医院的好坏有两个标准，一个是技术的高低，另一个是服务的好坏。技术的高低又有两个标准，即谁产生技术，谁使用技术。你会发现所谓世界最好的医院，不只是提供服务的医院，他们还会创造一些新的技术出来，用这种方式去服务社会、服务病人，体现所谓"世界最好的医院"。

樊嘉：办医院的定位不一样，像瑞金医院和中山医院这样的医院，我们一再强调医、教、研结合，除了拿出最好的技术服务病人以外，还有

大咖金语

在医院的核心价值观里面有一点就是创新，没有创新的话，医院不可能持续发展，也不可能得到提升。我们是为国家管理医院，必须有这个职责。

——樊 嘉

教育培养人才的责任，不光是培养自己的人才，还要为国家培养新一代医学人才。同时要勇于承担科研任务，一方面要培养医生既广博又深厚的学术素养，另一方面要通过科研不断提高诊疗技术，不断创新，不断有新的技术发明。

我们现在看病，真正可以解决问题的大概10%都不到，10%的疾病认识不完全。临床上遇到的难题要去研究，研究难题就要研究新技术，把技术拿过来用是一种，还有一种是需要自己去创新、自己去做。这就是瑞金医院和中山医院这类医院的定位。

陈启宇：说"世界最好的医院"，可能有两种，一种是纯粹看病最好的，还有一种是除了看病以外还有科研的能力。作为私立医院，也要往学科建设和技术创新上靠，临床医生可以依托复星全链条的创新，参与临床实验，参与新药开发，可以创新诊断技术，包括CT、手术机器人、核酸疫苗、核酸检测试剂等。

4. 将来"好医院"不分公立和私立

宁光：我觉得将来好医院不会再分公立还是私立，而是看办医主体是谁。政府所支持的公立医院，更多地体现公益性，可以让更多老百姓受益，不管他是否付得起医疗费用，从道义上讲，公立医院都应该给他看护，每一个人的健康权是一样的。民营资本投资的私立医院应该有自己的定位，把不同医院的角色区分开，无论大家怎么

大咖金语

没有科研、没有创新，学科是做不起来的，没有突出学科的医院，技术也不可能达到一个高峰。

——陈启宇

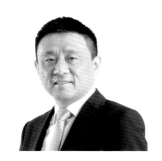

陈启宇
复星国际联席 CEO
复星医药董事长

＋ 大咖金语

公立医院好，还是私立医院有优势？病人选择医院究竟应该看重哪一方面？把不同医院的角色区分开，无论大家怎么表现，都是为全民的健康服务的。

——宁　光

表现，都是为全民健康服务的。

医学或者说医院是一个非常特殊的行业，不管怎么说，病人去医院看病也相当于一种消费。这里有两种类型的病人，一种是为了看病而来，第二种是为了"舒适地"看病而来。治病这件事情是绝对不能去盈利的，但"舒适"这两个字可以以服务体现，这个服务是可以去盈利的。

樊嘉：中国的民营资本投资医院开放的时间比较短，公立医院已经形成非常庞大的体系，解决了老百姓主要的健康和疾病问题。随着我国医疗体制改革的进一步深入发展，公立医院和私立医院将来的目标应该是一致的，就是看病的质量和技术是一样的，所区别的可能就是环境的舒适度、服务的精细化，甚至是一对一的服务，也就是差异化的服务。

陈启宇：私立民营医院，在中国还是一个新生事物，它各方面条件还不是特别好，我们复星希望把医院办成中国最好的。佛山禅医是一个三甲医院，在民营医院里面各项指标排在榜首，但在科研、人才、学科建设等方面，与国内知名的公立医院相比距离还非常大。

从民营医院的角度来讲，现阶段我们要做公立医院体制下还不能全力以赴去做的事情，比如差异化服务。就像飞机有不同的舱位，头等舱、公务舱和经济舱，把不同舱位的客户区分化、差异化定价，用优质的服务提升病人的舒适度、满意度——这就是我们要做的。

拥有健康心脏，享受美好人生

21世纪以来，与人口老龄化相关的心血管系统疾病，尤其是冠心病的发病率快速上升，呈现"井喷"态势，已成为威胁我国人民生命和健康的主要疾病之一。让我们看一看心脏对人体健康的重要性，临床上有哪些常见的心脏疾病，以及如何才能拥有健康的心脏。

1. 心脏是"发动机"

葛均波：人的心脏大小和本人的拳头相似，外形如同桃子，位于横膈之上、两肺之间而偏左。心脏主要由心肌构成，有左心房、左心室、右心房、右心室四个腔。左、右心房之间和左、右心室之间均由间隔隔开，互不相通。心房与心室之间、心室与主动脉和肺动脉之间均有瓣膜存在，通过瓣膜控制心房与心室之间的联通，保证血液只能正向流动。位于左心房和左心室之间的"心门"有两叶，称为"二尖瓣"；位于右心房和右心室之间的"心门"有三叶，故名"三尖瓣"。主动脉瓣位于左心室和主动脉的连接处，它们都是三叶瓣。

心脏是循环系统中的动力来源。在生命过程中，心脏始终在有规律地跳动。而所谓"心跳"（心搏）实际上就是心脏有节奏地收缩和舒张。一般成年人每分钟心搏 60～80 次，平均为 75 次；而儿童的心率比较快，9 个月以内的婴儿正常心率每分钟可达 140 次。有研究显示，心率的快慢与寿命长短具有一定的相关性，心率越慢，寿命往往越长。

大咖金语

心脏是全身血液循环的"发动机"，它的作用是推动血液循环，向器官、组织提供充足的血流量，以供应氧和各种营养物质，并带走代谢的终产物（如二氧化碳、尿素和尿酸等），使细胞和生命维持正常的代谢和功能。

——葛均波

17

随着我国人民生活水平逐步提高，人均期望寿命显著延长，我国心血管病的发病率呈逐年上升趋势，病种构成发生了显著变化，冠心病已成为人类健康的第一杀手。

—— 葛均波

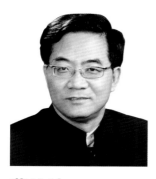

葛均波
中国科学院院士
复旦大学附属中山医院心内科主任
上海市心血管病研究所所长
中国医师协会心血管分会会长
世界心脏联盟常务理事

2. 警惕这些常见心脏疾病

葛均波：《中国心血管病报告 2018》显示，我国现有心血管病病人 2.9 亿人，其中脑卒中 1 300 万人、冠心病 1 100 万人、肺心病 500 万人、心力衰竭 450 万人、风湿性心脏病 250 万人、先天性心脏病 200 万人、高血压 2.45 亿人。心血管病死亡占居民所有疾病死亡构成比的 40% 以上，高于肿瘤及其他疾病。

供应心脏本身的血液由冠状动脉完成输送，冠状动脉在主动脉起始部位发出两个分支，即右冠状动脉和左冠状动脉。正常的冠状动脉血管壁光滑，管腔通畅，当脂肪类物质在冠状动脉管壁内堆积后，外观上如同黏稠的粥一般，就是我们所谓的"冠状动脉粥样硬化"。而当粥样硬化斑块的发展引起血管狭窄或者阻塞，造成心肌缺血、缺氧或坏死时，则被称为"冠状动脉粥样硬化性心脏病"，简称冠心病，其典型症状为胸痛、胸闷，往往与活动相关。

急性心肌梗死，简称心梗，是导致冠心病病人死亡的主要原因之一。著名特型演员古月、小品演员高秀敏、相声演员侯耀文都是死于心肌梗死。目前公认的心肌梗死的"黄金抢救时间"为发病后 6 小时。对心肌梗死病人而言，只有尽早接受介入治疗，开通闭塞的冠状动脉，才能挽救因缺血而濒临死亡的心肌、挽救宝贵的生命，提高日后的生活质量。

其他常见心脏疾病还有早搏、心律失常、心肌炎、心脏瓣膜病、心力衰竭、风湿性心脏病、小儿先天性心脏病等。

3. 心脏疾病的检查和治疗

葛均波：20 世纪 40 ~ 50 年代，用于心脏的辅助检查手段较少，医生多依靠叩诊、听诊等手段来诊断心血管病；20 世纪 70 年代以前，医生诊断冠心病主要依靠临床症状和心电图检查。冠状动脉造影始于 19 世纪 60 年代末，近年来得到广泛应用。它能明确、直观地显示冠状动脉的形态，狭窄的位置、程度与范围，已经成为诊断冠心病的"金标准"。

冠心病的治疗方法包括药物治疗、经皮介入治疗、外科手术等手段。

（1）药物治疗主要是应用药物通过调脂、抗栓、抗冠等方式针对冠心病进行对因和对症治疗，是冠心病治疗的基石。但对于合并重度狭窄和缺血的病人，单纯药物治疗可能效果欠佳。

（2）经皮介入治疗主要有经皮穿刺冠状动脉腔内成形术、冠状动脉内支架置入术等手段。这些治疗损伤小，症状消除率高，病人恢复快，在合并重度狭窄时疗效远超单纯药物治疗，已成为目前冠心病治疗的主要手段。尽管早期的支架植入术存在较高的再狭窄发生率，但伴随支架技术的不断改进和更新，再狭窄发生率明显降低。近年来，中山医院心内科在血管内超声的应用、冠状动脉慢性闭塞性病变的介入治疗、可降解涂层药物支架、生物可吸收支架的研发方面都取得了一系列的丰硕成果。

（3）外科手术，即俗称的冠脉搭桥术，又称冠状动脉旁路移植术。原理是采用病人自身的部分血管（大隐静脉或乳内动脉）将主动脉与冠状

大咖金语

数十年来，心脏超声、心肌核素显像、冠脉 CT 成像、冠脉造影等辅助检查技术陆续应用于临床，不仅大大提高了冠心病的检出率，也使大量冠心病病人获得了及时治疗。

——葛均波

专家语录

人们也许都想知道，有什么办法能预防冠心病的发生与发展。回答是：最佳的出路是做好自我健康管理，以减缓动脉粥样硬化的发展速度。预防是最好的治疗。

——葛均波

动脉狭窄下方相连，从而达到改善心肌缺血的目的，症状消除率为 85% ~ 95%。但冠脉搭桥术也面临桥血管退化和再狭窄的问题，在静脉桥中尤为明显。

4. 拥有健康的心脏，预防是最好的治疗

葛均波：冠心病的主要危险因素包括高血压、血脂异常（高胆固醇血症）、高血糖、吸烟、超重与肥胖、膳食结构不合理、缺乏运动等。其中，高胆固醇血症和高血压与冠心病的关系尤其密切，要预防冠心病的发生发展，控制危险因素十分关键。

研究显示，动脉粥样硬化最早可以在胎儿时期发生，并伴随着人从小到老的生命全过程。在动脉粥样硬化的发展过程中，尤其是早期阶段没有任何症状，多数呈隐匿性。因此，从根本上消除动脉粥样硬化是不现实的，关键在于改变不良的生活习惯，保持心理健康、均衡饮食、适当运动、保持健康体重、戒烟、限酒等。同时，保持定期体检。对于持续患高脂血症的病人，在知道改变生活习惯的基础上给予他汀类药物治疗，有效控制低密度脂蛋白水平，可以明确降低冠心病的发病率及病死率。

3D 打印与个性化医疗

3D 打印技术是一项颠覆传统生产方式的革命性技术，被称为是继蒸汽机、电脑、互联网之后的又一项伟大的发明，也被列为第三次工业革命的核心技术之一。它是一个全球性的发展热点，正在并将持续改变我们的工作和生活。这十余年来，以制作活体组织为目的的生物 3D 打印技术也取得长足发展。作为个性化医疗和精准医疗的又一有力工具，其医疗应用也越来越引起广泛重视。

1. 3D 打印带给我们世界上"最珍贵"的东西

戴尅戎：20 世纪初期，从美国兴起的工业生产流水线推动了第二次工业革命。流水线一天可生产成百上千个同样的产品。但是，如果我现在只需要造一辆特殊设计和用途的汽车，甚至一个特殊规格的小部件，流水线却是"杀鸡用牛刀"，成本太高。流水线生产做不到个性化，它最适合生产千万个同种产品，再复杂的也可以制作。而只做一个却有困难。可见，流水线不是万能的。世界上，最困难、最贵重、最精密的产品肯定不是工业流水线上生产出来的。最珍贵的是定制的、独一无二的。而 3D 打印技术对于生产这类产品具有独特的优势。

以神经外科为例，目前还不能直接通过 3D 打印构建人体脑组织或神经用于修复。但 3D 打印技术可以帮助确定安全的手术入路，并"智造"出植入医疗器械，帮助设计和解决脑袋的"修复大计"。颅骨缺损后的修补，现在就可选择 3D 技术

21

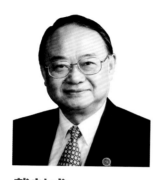

戴尅戎

中国工程院院士
上海交通大学医学院附属第九
人民医院终身教授

要把通用型的医疗转向个性化的医疗，让疗效达到最大化。满足个性化需求，3D 打印技术是重要手段之一。

——戴尅戎

"量身定制"。用新型材料，根据患者颅骨缺损区的 CT 扫描数据进行 3D 重建，完全还原颅骨的缺损和生理结构曲度，可与缺损区域严密结合。

3D 打印能够治疗更多原先无法医治的病人，收到更好的疗效，消耗医学专家更少的时间，让医生治疗更多病人，承担更少的风险。此外，利用 3D 打印模型还有利于医生与病人及家属的沟通，也有利于教学与学术交流。

2. 个性化医疗模型离不开 3D 打印技术

戴尅戎：俗话说，全世界永远找不到两片一模一样的树叶。我们人体里面的各种结构，例如骨与关节，即便是双胞胎兄弟，也不是一模一样的。现在换一个人工髋关节，最理想的是做到个性化。这需要先精确进行病变关节的测量，并定制出病人专用的假体。所以个性化需求几乎无所不在，只有个性化的医疗才能做到因人施治。

传统的医疗也叫通用型医疗。一种品牌的假体，能适用于 70%～80% 的病人就很不错了。那么，剩下 20%～30% 的病人怎么办？传统人工关节每种品牌仅 6～8 种尺寸，显然无法充分满足所有病人的需要。此时，医生找不到适合他们的尺寸，如果勉强手术——通过修整骨骼来匹配人工关节，"削足适履"在所难免。有经验的医生可以进行一定的妥协勉强完成手术，而经验不足的医生操作就可能出现各种各样的并发症。为此，个性化医疗或精准医疗的理念应运而生。其中，3D

打印技术就是推动这一理念从概念落地为实战技术的有力手段。

再举个例子，脑子里面长个肿瘤并不罕见，其位置和大小在不同患者间存在较大的差异。肿瘤周围有神经，一碰到它们，病人眼睛可能就瞎了、手脚可能就瘫了；肿瘤周围有血管，一旦损伤，将形成血肿或脑组织血供障碍。借助 3D 打印技术，神经外科医生可以根据个体模型，设计在头部的特定部位开颅，沿着规划的界面和路径，既可以把肿瘤完整显露切除，同时又避开重要的神经血管和重要的脑组织。

上海交通大学医学院附属第九人民医院（下称"九院"）口腔科接待了许多颞下颌关节障碍病人，病人出现张嘴时弹响、疼痛，甚至出现卡锁。这些病人经过多年曲折的诊治之后，到九院口腔科时，往往已经经常出现卡锁、弹响、反复脱臼、耳鸣，甚至无法正常张嘴进食。而颞下颌关节是双侧一起协同工作的，一旦要进行关节置换，往往需要双侧施行，否则双侧颞下颌关节的运动无法协调。也就是说，临床上，颞下颌关节要么不换，要么双侧关节一起置换。3D 打印技术有助于"量体裁衣"定制个体化的、对称的双侧颞下颌关节假体，降低了手术风险，提高了手术效果。

经过 30 多年的发展，3D 打印设备技术的进步，在打印速度、材料、精度及力学性能等方面均取得长足进步。3D 打印技术也从最早的快速原型技术打印模型，发展到快速制造终末产品。伴随金属 3D 打印设备的出现和成熟，3D 打印技术在个性化模型、手术规划及个性化医疗器械等领域广泛应用，取得较为满意的临床效果。目前，在上海九院已经形成"三联合"的 3D 打印应用模式，借助个性化模型，设计个性化导板，实现个性化假体的精准制作与安装。3D 打印技术能帮助术者规划与实现高质量的个性化精准治疗。

3. 3D 打印技术带来的挑战与机遇

戴尅戎：借助前沿的医学成像、图像处理和 3D 建模技术，医生和工程师们不仅可直接或者间接通过各类软件开展辅助病人个性化诊疗的相关规划工作，为重塑健康提供一个精确的"蓝图"。借助各类 3D 打印机，还可制造各种可与个体特定结构精确匹配的引导工具，打造治疗过程中的"灯塔"，确保可靠、精准地完成手术操作。不仅如此，基于大样本的解剖影像测量，有望获取特定解剖结构的共性及个性参数，若能与人工智能技术实现有效结合，将大幅提升效率，实现高效的设计和实施计划。可预见，一旦上述技术的整合瓶颈得以突破，3D 打印的个性化模型、手术器械及植入物将从高端医疗落地为主流诊疗选择。此外，作为 3D 打印的最前沿，生物 3D 生物打印技术不仅可实现各种生物材料的打印，还可实现活细胞和各种生物因子的打印。尽管目前仍处于学术圈的"象牙塔"之中，存在种种困难和不足。一旦获得突破，有望最终实现人造组织与器官量产化的梦想。

3D 打印技术作为个性化治疗的有力工具，在医疗器械或植入物研发上，3D 打印产品不仅需证明其有效性，还需证实其安全性。个性化作为其

大咖金语

3D 打印不仅在日常诊疗中可为临床医生的手术操作提供有效的规划和导向，还在医疗器械的研发和个性化方面起到举足轻重的作用，具有广阔的应用前景。

——戴尅戎

技术优势，同时也是法律限制其应用的瓶颈所在。当前，主流医疗器械审批的法律法规是根据批量化产品的生产特点制定的，对于个性化产品却缺乏明确规定。近年来，有关 3D 打印个性化医疗器械相关的法规已开展多次讨论，并已初步形成共识。相信在不远的将来，随着相关法规的出台及成熟，3D 打印相关器械研发将获得更为迅猛的发展。

3D 打印技术作为个性化诊疗的有力工具，近十年来已获得快速发展。它能给予原先毫无希望的病人莫大的帮助，使通用型医疗无法满足的部分，通过个性化医疗技术及器械的研发获得弥补，为越来越多的病人提供更优化的诊疗方案。国内外 3D 打印技术的发展差距较小，尤其在 3D 打印的医疗应用领域，在许多方面，我国基本上与国外机构处于并跑的状态。在第三次工业革命逐步展开的跑道上，我国的科技工作者首次有机会在同一跑道与国外同行开展势均力敌的竞争。这次革命刚刚开始，立足我国丰富的病例资源及科研鼓励政策，将 3D 打印技术与个性化医疗理念实现充分的整合，探索出切实可行的中国方案、中国道路，需要有志于 3D 打印医疗应用的医师和工程技术同道们共同努力！

活力中医

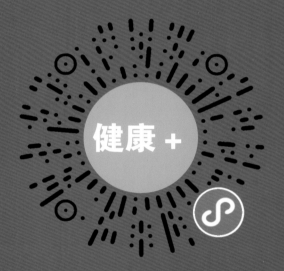

健康+

特殊时期下中医的威力

中医的话题源远流长，相信每一个中国人对中医都有或多或少的了解，并且或多或少地接受过中医的服务，小到推拿针灸，大到煎药服药。2020年，一场突如其来的疫情让大家对中国的传统瑰宝——中医又有了全新的认识，看到了中医治疗的效果和令人震撼的力量。

1. 泻痰逐饮治"白肺"

严世芸：2020年的新冠疫情中，武汉方舱医院有一个中医病房，收治的580多例轻症病人，无一例转为重症。当时，全国大部分城市在抗疫中都运用了中医药，降低了危重病例的病死率，减少了创伤性呼吸机、体外膜肺氧合（ECMO）的使用率，减少了后遗症。

新冠病毒肺炎的特点是大量的分泌物阻塞气道，影响气体交换。中医对症运用化痰止咳、扶正祛邪的方剂，使病情得到很好的控制。大量的痰液壅阻，在影像学上表现为"白肺"，中医有针对性地使用泻痰逐饮的方药，使痰液迅速减少、恢复通气量。

2. 把肺里的"痰"从大便里排掉

严世芸：除了方药，中医还有针灸、推拿、气功等康复措施可以针对性地改善症状。新冠病毒肺炎的一大特点是痰多，中医针对痰的解决方

杏林箴言

中医治疗减少了疫情中重症和危重症的发生率与病死率，缩短了病人住院的天数，使后遗症明显减少，显示出独到的优势。

——严世芸

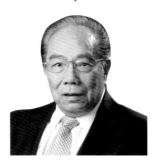

严世芸
上海中医药大学原校长，终身教授
国家级教学名师
首届全国名中医

29

中医有多种措施可以针对性地改善症状，中医的泄痰有一大特点，是肺里面的"痰"可以从大便当中排掉，所谓"肺和大肠相表里"。

——严世芸

法很多，可以针灸，也可以通过中药来解决。中医的泄痰有一大特点，是肺里面的"痰"可以从大便当中排掉。肺和大肠看似风马牛不相及，但是在两千多年前就提出的中医理论认为，"肺和大肠相表里"，现代临床证明也确实如此。在抗疫中，典型的方剂就是用葶苈子、白芥子、莱菔子祛痰，再加芒硝排便，把肺里面的"痰"从大便里面排掉，从而可以很好地改善症状。

3. 杀病毒、扶正气、调整体

严世芸：在抗疫中，我们还可以看到服用中药的病人复阳率比较低，说明彻底地祛痰对疾病的复阳有很好的遏制作用。此外，中药在杀病毒和提高免疫力方面发挥的作用也不容小觑。扶正气、杀病毒，两者结合才能进一步保证疗效。补气扶正是中药方剂的一大独到之处，比如我们熟悉的黄芪、人参就是很好的补气良药。

SARS 和新冠肺炎都属于病毒感染，在提高正气、杀死病毒的同时，调节整体，使整个机体内部从一种失和的状态恢复到一个和谐的健康状态。从这次的抗疫结果来看，中医发挥了很好的疗效。

4. 整体调整，有别于西医"对抗疗法"

严世芸：在治疗疾病的时候，中医和西医的治疗理念和方法都有很大不同。比如失眠，西医的应对方法是服用安眠药，效果立竿见影，白天吃白天睡，晚上吃晚上睡；但是中医治失眠的方子服用以后，往往是白天不想睡，晚上睡，这就是整体的调整过程，将你的机体整体调整到一个和谐的状态。这和西医的对抗疗法有所不同。

整体调整是中医的一大特点。面对疾病，并不只关注疾病本身，而是观察整体，看整体脏腑、气血筋络的变化，通过调整整体从而达到和谐的状态。

中医更多讲的是"和谐"状态，而不是平衡。平衡是数量的对等，是一个僵化的状态，而和谐是一种动态平衡的状态，不用严格 1：1，1：0.9 的状态也是好的，也是和谐的状态。

> **＋杏林箴言**
>
> 整体调整是中医的一大特点，面对疾病，并不只关注疾病本身，而是通过调整整体从而达到和谐的状态。
>
> ——严世芸

5. 用药需因人、因地制宜

胡鸿毅：中医还有一个很突出的特点是个性化治疗。不同的人，体质、饮食情况等各有不同，表现在对病原体的斗争中反映出来的症状也有区别，在中医看来，人的体质有阴虚、阳虚、气虚、血虚、痰湿、血瘀之分，即使面对同一种疾病，也要用不同的药物来针对性地调整。

个性化不止针对不同的人，还针对不同的环境。比如在这次疫情的防控中，武汉、北京、上海、广东所采用的方剂各有不同，因为地域不同，环境不同，用药也有所变化，这既是整体化的概念，也是个性化的特点。

> **＋杏林箴言**
>
> 个体不一样，方剂要进行调整和采取不同的治疗方法。地域不同，处方和用药也会有所区别，这既是整体化，也是个性化。
>
> ——胡鸿毅

＋杏林箴言

攻克疾病需要病性和病邪相合，针对性地解决，同时还要将内稳做好。如果人体处于和谐状态，一旦遇到外邪，也有足够的抵御力。

——胡鸿毅

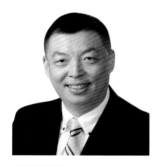

胡鸿毅
上海市中医药学会会长
上海中医药大学副校长
上海中医药大学附属龙华医院
　消化科主任医师

6. 和谐状态，不惧外邪

胡鸿毅：中医说病，不单指病原本身，而称"邪"，外邪。攻克疾病需要病性和病邪相合，个性化、针对性地解决，同时还要将内稳做好。如果人体处于和谐状态，一旦遇到外邪，也有足够的抵御力。

这次新型冠状病毒感染高危人群是那些有基础疾病的人，正是因为身体状态处于一种不和谐的状态，才无法抵御外邪。病毒入侵，热度不高，但毒邪弥漫全身，造成大量的炎症，正如上面提到的肺中出现大量的黏液分泌物。

这些再一次证明中医治病的奥妙。比如这次抗疫过程中使用的方剂，体外实验并没有突出的灭杀病毒的作用，但临床效果却超过一般的抗病毒药，还对整体的预后有良好的作用。

中医，中华文化的传承

1. 中医药学是开启中华文化的钥匙

严世芸：先秦时期，诸子百家非常活跃，当时流行的一种哲学体系，涵盖了自然科学、社会科学、伦理道德、农学、天文学等各个学科，包括中医药学。

为什么习总书记说，中医药学是开启中华文化的钥匙？就因为中医学蕴含着中国的传统哲学思想，保留了中国人文哲学的基本内容。中国古代的哲学家们都有一个共同的思想，就是将"天、地、人"作为一个整体来观察，不论是社会科学还是自然科学，老庄孔孟都提到过"天、地、人"合一的概念。

杏林箴言

中医药学是开启中华文化的钥匙，蕴含着中国的传统哲学思想，保留了中国人文哲学的基本内容。

——严世芸

2. "天、地、人"合一

严世芸："天、地、人"合一的概念在中医中同样重要。人的疾病的发生和发展，环境的因素非常重要。所以，中医看病绝对不是单独看你这个人，还要看你所处的气候和地理环境如何。

比如说，现在有很多人过着候鸟式的生活，夏天在北方，冬天到南方，但这类人群的健康情况并不是很理想。一方水土养育一方人，"天、地、人"合一，这是一个重要的哲学概念，同时也是在研究宇宙跟人的关系。

杏林箴言

"天、地、人"合一的概念在中医中同样重要。人的疾病的发生和发展，环境的因素非常重要。

——严世芸

3. 辨病还是辨症

胡鸿毅：实际上，大家去中医院看病的时候有一个说法不太正确，说辨病跟辨症相结合，实际上这是错误的。

正确的说法是，在辨病基础上辨证论治。比如心悸胸闷，心脏出了问题，该用什么药？在中医看来，脏腑是一个整体，脏腑之间还有一个病传关系。除了心，是否影响到了肝？或是肺？或是肾？还是跟脾有关？这个是辨证，确定是心肾同治，还是心肺同治，治疗方法都不同。这就是建立在哲学基础上的一种中医智慧。

4. 中医教育走向现代，又回归传统文化

胡鸿毅：前面提到，中医和中国传统的哲学文化体系有着密切的关系。但是要掌握中医，仅仅接受传统文化是不够的，还需要学好数理化，培养逻辑思维。只有将现代的知识和传统的文化思想相结合，再经过先生们的一点点拨，才能真正了解和掌握中医。

这些年，中医教育走向现代，又回归传统文化，要用现代人的视角、历史的视角来理解我们博大的中医文化。通过学习国学、通识教育、人文教育，掌握概念和思维，才能更好地领略"精气神""天、地、人"的理论。

养生，找到适合的方法

1. 龟法养生就是不动吗

严世芸：每天走一万步就是好的养生方法吗？不同的人，体质不同，健康状况不同，应该选取不同的养生方法。养生的方法很多，只要适合自己的就是好的养生方法。

比如龟法养生。龟法养生就是不动吗？错！

首先，乌龟是动静结合的，静下来可以不动，动起来可以"龟兔赛跑"，动得适可而止，而不过度运动；第二是荤素搭配，乌龟又吃肉又吃水草，可谓荤素搭配；第三是神情淡定，你惹它，它头缩进去，不惹它，头伸出来，与世无争，过它自己的生活。

不同的年龄段、不同的身体情况，都有不同的养生方法。比如书法家和画家平均寿命比较长，他们练书法和画画的时候看似不动，手腕、腰部却在暗暗凝神用力，而且在创作同时带来愉悦感，这些都对养生大有裨益。

中医功法都是不太激烈的肌肉运动，正是因为中医讲究适可而止，符合和谐、协调的规律。

2. 感冒的鸡汤疗法

严世芸：看过中医的人都知道，在整个疗程中，药方是在不断变化的。这其中就有中医的变

杏林箴言

不同的年龄段、不同的身体情况，都有不同的养生方法。养生的方法很多，只要适合自己就是好的养生方法。

——严世芸

杏林箴言

不论是疾病治疗，还是养生，要找到适合自己的方法。别人说好的，不一定适合您。

—— 严世芸

通思想。但是在坊间一直流传着一些"伪中医养生"的说法，比如"咳嗽不能吃人参""感冒要喝鸡汤"。但在中医看来，这些都是错误的观点。咳嗽且气虚的人服用止咳补气（人参补气）的药方，将邪气托出，自然可以治好咳嗽；感冒期间应根据身体情况适当饮食，并没有一定要喝鸡汤的道理。

中医是非常灵活的，不论是疾病治疗，还是养生，需要讲究辨证论治，个性化、针对性地找到适合自己的方法。别人说好的，不一定适合您。

3. 刮痧、易筋经、太极拳、广场舞，找回精气神

胡鸿毅：这次疫情的相关报道中，我们看到针灸、耳穴、功法进入了方舱医院和雷神山医院。

除了服用药物，中医还发现皮肤、肌肉、骨骼、经络也和健康息息相关。通过刮痧、拉筋、太极等运动，能调节内脏，帮助整体恢复到一个和谐健康的状态。这些中医的功法是一种静中有动、动中有静的运动，和跑步之类的有氧运动对身体的有益影响不相上下。

方舱医院中的刮痧、易筋经、太极拳甚至广场舞都对病人康复有良好的作用，因为这些能让人保持心情愉悦，找回精气神，而神能御行。因此，我们在日常生活中也要注意保持良好的精气神，将身体保持在一个和谐的状态。

杏林箴言

刮痧、易筋经、太极拳甚至广场舞，都能让你保持心情愉悦，找回精气神，而神能御行。

—— 胡鸿毅

现代化中医将走进千家万户

1. 互联网助力传播中医智慧

胡鸿毅：中医的业态到底是什么？以前中医只有一个诊室，现在的活力中医，要融入生活、家庭等方方面面。

借助互联网，借助大数据，让医生像孙悟空一样"分身"，将因人制宜的养生方法、治疗和预防方法精准传播到每个家庭和每个人身上，这是我们当下中医和业界要突破的。

2. 中国特色的家庭医学之路

胡鸿毅：现在的医生在中国未来的健康服务中如何重构工作模式，是要重点管理的。有些国家的保健体系是对接家庭医生，用商业保险获取更高层次的家庭医学顾问。现在我国的环境就是三甲医院医生稀缺，而社区医院缺乏关注，民众也始终觉得看病难、看病贵。

分级诊疗任重道远，中国也将走出自己的道路，在发展过程中，既要靠国家，也要靠我们的商业、市场。家庭医学的新路一定是中国化的、多元的。

未来中医人、医学人、医护人员怎么走向市场，既要为我们基本的医疗保健贡献它的能力，让我们老百姓都能看上病，疑难杂症都能找到路，

> **杏林箴言**
>
> 希望借助互联网技术，我们医生能像孙悟空一样"分身"，将中医智慧精准传播到每个家庭和每个人身上。
>
> ——胡鸿毅

> **杏林箴言**
>
> 中国将走出自己的分级诊疗道路。在发展过程中，既要靠国家，也要靠商业、市场。家庭医学的新路一定是中国化的、多元的。
>
> ——胡鸿毅

也希望通过其他的模式，把我们医生的生产力解放出来。我觉得这是一种新的健康治理体系，期待大家一起来创造。

3. 寻求让"996"接受中医的变通之路

严世芸：畅想未来五年，学术上面的变化可能不会有大的跨越，但服务型的行业可能会有所发展，包括医院，不论三级、二级还是社区医院，服务模式都要顺应潮流做出改变。

和西医不同的是，中医更讲究看诊，望闻问切，千人千方。因此，我主张初诊去医院，复诊可以通过网络看。如果制度有变化，跟医保连通，线上问诊会更便捷。但如何做到随时随地联络医生，这其中还有制度问题有待解决。

现代化的手段用到中医服务的领域当中来固然是好事，让"996"的年轻人士也接受中医是美好的理想，还需要有一系列的措施制度和管理方法跟进，否则便是一句空话。

✚ 杏林箴言

现代化的手段用到中医服务的领域，还需要有一系列的措施制度和管理方法跟进，否则便是一句空话。

——严世芸

现代食疗

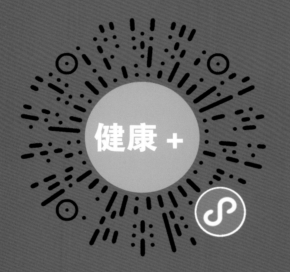

健康 +

食疗，对症、安全才有高效

1. 食疗是辨症吃食

蔡骏：近代中西医汇贯学派代表人之一张锡纯曾说，食物"病人服之，不但疗病，并可充饥"。也就是说，食物本来是用来充饥的，同时还有治疗疾病的作用。没病不能乱吃药，但是食物可以吃，只要注意均匀地吃。中医食疗就是利用日常食物，包括谷类、肉类、蔬菜、果类等，只要利用食物在性味方面的一些偏颇特性，就可以针对某些疾病进行调节，达到治病防病的目的。中医食疗其实是一种食物和药物的有机结合。

食疗和日常饮食虽然食用的都是普通的食物，但日常饮食是喜欢吃什么就吃什么，而食疗要起治病、防病的目的，就需要针对疾病或者体质，选择特定的食材，规定食量。

食疗也需要通过辨症、辨病、辨体质。治病是辨证吃药，食疗是辨症吃食。

2. 更安全、更美味、更多样

许文杰：说起中医的特点，我们都知道第一讲究整体，第二强调辨证。无论是药物还是食物，都有一定的偏性，食疗就是利用食物偏性，配合调味料，结合不同的烹饪技术，对人体进行干预，调节阴阳，纠正人体的不和谐状态，对疾病有辅

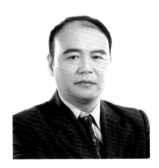

蔡　骏
上海中医药大学附属龙华医院
临床营养科主任医师

专家语录

食疗是利用食物偏性，配合调味料，结合不同的烹饪技术，对人体进行干预，调节阴阳，纠正人体的不和谐状态。

——许文杰

助的治疗作用。除了针对疾病，食疗还主要用于养生保健。

我们常说药食同源，就是说有些食材，既可以是食物，也是可以是药物。这两年国家卫生健康委公布的国家药食同源的目录，有 110 种。药食同源的药材相对来说比其他的中药药材在使用上安全性要高一点。

食疗还有一大好处是既可以强身健体，辅助治疗一些疾病，还可以享受美味，满足口腹之欲。很多人都知道中药又苦又难以下咽，但是食疗可以加调味剂，比较美味，特别适合长期服用，比较适合慢性疾病的病人。

另外，中药有汤剂、丸剂、散剂、膏剂，药膳食疗也可以有不同的烹调方式，可以焖、煮、炖、煲，规避一些不健康的方式，多种烹饪方式都可以选择。

3. 食物和药物互为关联

专家语录

很多情况下，病情的稳定是建立在服药的基础上的，彻底用食疗来替代药物，并不可取。

——蔡　骏

蔡骏：有些病人在服用一定药物后病情趋于稳定，想着既然食疗可以辅助治疗疾病，便想用食疗来代替药物，这种情况还需要三思。因为在大多数情况下，病情的稳定是建立在服药的基础上的，彻底用食疗来替代药物，并不可取。

中医食疗是中医学中除了药物治疗以外的另一大治病法宝，古代名医孙思邈曾说："夫为医者，当须先洞晓病原，知其所犯，以食治之；食疗不愈，然后命药。"食物和药物互为关联，并不能简单地取而代之。

4. 中医食疗已融入我们的生活

蔡骏：就拿吃大闸蟹为例，其中就有很多中医食疗的概念。大闸蟹地道的做法大有学问。在蒸大闸蟹的时候最好放一点紫苏，紫苏叶有解鱼蟹毒的作用。大闸蟹性味较寒，一些肠胃不好的人一吃就要拉肚子，所以蘸料里经常有生姜，因为姜又可解腥又性温。最好的做法是醋内放姜汁和红糖，性味温，和大闸蟹的性寒做一个平衡。诸如此类，其实很多日常的饮食已经应用到了中医食疗的一些概念和手段。

中医食疗是一门应用学，应用在我们的生活当中。食疗无论是选材还是制作过程，都要符合中医理论知识。另外，要辨证选食材，不同体质、不同病症，选用的食疗方法也是不同的；不同的地域，有不同的当地食材；另外，中医非常讲究应时，不同的季节，应季食物也不同。这些就构成了中医食疗文化的博大精深。每个地方都有食疗的特色，我们常说当地的饮食习惯，其实也蕴含了中医食疗的基本道理在里面。拿四川来说，气候较湿，所以四川人喜食辣，以利于将体内湿邪发散出去。我们常说"一方水土养一方人"，这里面蕴含了食疗的精髓。

5. "五行五色"吃出健康

蔡骏：中医的食疗和我们的日常生活紧密结合。古代没有维生素、蛋白质这类现代营养学的概念，食疗就应用中医理论，以五行、五色调节

✚ 专家语录

以前古代没有维生素、蛋白质这类现代营养学的概念。食疗就应用中医理论以五行、五色调节五脏六腑。

——蔡　骏

五脏六腑。比如，15 世纪郑和下西洋，同样在 15 世纪，哥伦布发现新大陆，哥伦布的船队暴发坏血病，而郑和船队就没有此患。现在我们都知道，患坏血病的原因是缺乏维生素，但在当时，我国古人就依据五色法则来准备食材存储，会有意识地多储备绿色食物，甚至用绿豆和黄豆发豆芽来解决蔬菜短缺的问题。所以说，我们中医食疗在预防疾病方面也有一定的优势。

药食两用的黑色水果桑椹

桑椹是一个时令水果，在 4 月到 6 月初的这段时间上市。桑椹也是一种中药，有滋阴补血、生津润燥的作用，另外，还可以明目，缓解视疲劳，学龄期的青少年或者是日常工作需要长期面对电脑的朋友，可以服用一些桑椹。

中医认为桑椹有利肝肾；西医认为桑椹有利于心血管，因为桑椹是高钾低钠的水果，对心血管有好处。此外，我们都知道深色的蔬菜水果有强抗氧化剂，桑椹富含抗氧化剂、维生素 C、花青素，对于女性养颜护肤有不少好处。

桑椹作为时令水果比较难保存，放在冰箱里第二天可能就不那么酸甜可口。现在市场上还有很多桑椹的再加工产品，比如桑椹汁、桑椹酒、桑椹醋甚至桑椹饼干，深受消费者的喜爱。桑椹干在保存条件比较好的情况下，不出虫，不发霉，可以保存 9 个月左右。在不是当季的时候，可以采购一些桑椹干泡水或者和桂圆、枸杞、银耳、桃胶等一起炖煮。

（蔡　骏）

6. 食疗之难，难于对症

许文杰：中医食疗，也就是把药食同源的药材、食材、调味品，使用不同的烹调方法，按照一定的原则，用适当的方式有机地结合起来。食疗药膳的制订是在中医理论的指导下，通过辨证对症食用。随着科技的发展，我们还可以同时结合现代营养学知识，利用不同的烹饪技巧制作食疗药膳。

年轻人制作食疗药膳，其实也不难。现在有很多方便快捷的小家电，可以在晚上将食材准备好，定时烹煮，早上就可以享用美食。因此，准备不难，难在如何找到适合自己的菜谱，这就需要医生和专家进行指导和建议了。

现在随着互联网的普及，信息量剧增，但是也带来一些不足之处。很多人看了网上的一些信息，就自我诊断为湿气重、火气大、肾不好，但细问症状却又说不出个所以然来。如果没有专业知识作为支撑，面对庞杂的信息不会筛选和判断，就很容易陷入误区。

＋专家语录

食疗药膳的制订是在中医理论的指导下，通过辨证对症食用，再结合现代营养学知识，利用不同的烹饪技巧制作。

——许文杰

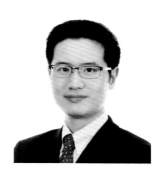

许文杰
上海中医药大学国际教育学院

经典方更健康：桃酥豆泥方

制作方法：将白扁豆、黑豆、核桃、黑芝麻烘焙后打磨成粉。锅内加入橄榄油微微加热，将食材倒入混成糊状，加入适量白砂糖，边加热边搅拌至起沙状态。

＋专家语录

明确食疗方的目的，根据不同的体质，考虑到不同的季节，选择合适的食材。

——蔡　骏

1. 做食疗方，选材是关键

蔡骏：要进行食疗，不管是养生健体还是防治疾病，首先要会选材，选材前先明确一个目的，比如年纪大的人可能要注意强腰固肾。然后根据不同的体质，考虑到不同的季节（中药食疗讲究应季），选择合适的食材。

比如老年人食疗，可以选择健脾固肾填精的方子，我推荐大家一款桃酥豆泥的甜品。根据中医中的"五色五味"，养肾要选择黑色，所以我们的食材中有黑芝麻和黑豆。同时，结合现代营养学知识可以发现，这两味食材的含钙量也非常高。同样的，白扁豆也富含蛋白质和钙，十分适合骨质疏松的老年朋友。

2. 滋阴补肾，健脾化湿

许文杰：白扁豆具有健脾化湿止泻的作用。脾胃虚弱容易导致慢性腹泻、食欲不振、胸闷腹胀的症状，这类人群日常可以选用白扁豆作为自己的食材。另外，夏季暑湿，常引发相关症状，白扁豆也有清暑解暑的功效。另外，白扁豆含有的矿物质和维生素跟同等重量的根茎类蔬菜相比含量较高。

从中医的角度来讲，黑芝麻可滋补肝肾，可明目，缓解视疲劳，还有润肠通便的效果。同时，黑芝麻含有丰富的铁元素，能够促进红细胞的生长。民间流传黑芝麻可用于过早白发的人群，有乌发、防脱发的作用。但是还是需要结合症状，具体问题具体分析。如果将某一症状全部寄希望于特定的一种食物，是不太现实的。另外，黑芝麻当中含有丰富的维生素 E，有抗氧化的作用，可以清除体内的自由基，对有护肤和美肤需求的女性朋友也是有帮助的。

黑豆有滋阴补肾的作用，中医认为黑色是属水的，而肾主水，水走肾，多吃黑色食材，可以起到补肾、养肾的作用。中医认为肾是人体的根本，如果把肾补好了，整个人的气血、外在表现都是不一样的。另外，黑豆富含花青素，同样有美容护肤的作用。

3. 选择杂豆、橄榄油有讲究

蔡骏：从现代营养学角度来讲，特别是对中国人这样以米面为主食的民族来说，应该多吃一些豆类，特别是各种杂豆类，能够使蛋白更加趋于平衡。我们人体需要 20 种氨基酸，如果只吃米面，氨基酸摄入可能不够均衡，豆类和米面相结合，可以让蛋白质和氨基酸摄入更加趋于平衡。

原先比较经典的桃酥豆泥做法，用的都是猪

专家语录

从中医理论的角度解释，黑色是属水的，而肾主水，水走肾，多吃黑色食材，可以起到补肾养肾的作用。

——许文杰

专家语录

多吃杂豆，可以让蛋白质和氨基酸更加趋于平衡。为了健康，多选择橄榄油。

——蔡　骏

油，在口感上会更好。但现在我们为了健康，还是选择橄榄油为宜。很多传统糕点，比如月饼，都是用猪油做的。猪油属于固体油，是饱和脂肪。西方饮食中也喜欢用固体油。获得诺贝尔奖的氢化技术，就是将液态油转化为固体油，即人造奶油，口感很好，很多西式糕点制作中都有这种成分。但是我们现在发现，这类固体油属于反式脂肪酸，对人体有一定的危害。因此，世界卫生组织也提出，每人每天食用反式脂肪酸不得超过 3 克。

经典方更日常：黑糯米奶茶

制作方法：牛奶和红茶先煮，制成奶茶。在煮的过程中可以放入几片甜菊叶调味。黑糯米上锅蒸熟，混合核桃、奶茶，利用搅拌机打碎，完成一份浓稠香醇的黑糯米奶茶。

1. 红茶紫米核桃肉，健胃滋补

许文杰：核桃肉有健胃补血润肺养生的功效，脂肪含量较高，可以提供能量和营养。

红茶是仅次于绿茶的中国第二大茶类，属于全发酵茶，冲泡以后呈现深红色和酱红色。红茶可以促进食欲，帮助胃肠道缓解不适，还可利水消肿。红茶中含有一些咖啡因的成分，可以兴奋中枢神经，平时工作学习需要提神，注意力非常集中的时候，可以选择饮用一些红茶，增加短时的记忆力。中医对茶叶也有性味的判断，比如说未发酵的绿茶偏寒凉，比较适合在夏日饮用；而红茶偏向温性适合秋冬季饮用。

黑糯米也叫紫米，糯米属于药食同源的药材，现在入药使用不多。古方中有使用糯米入药，因为其滋补作用较强，营养价值较高。

甜菊叶是一种天然的调味剂。

2. 好脂肪也要控制量

蔡骏：核桃中富含不饱和脂肪酸。很多人小

专家语录

药食同源，滋补作用较强，营养价值较高。

——许文杰

时候都有妈妈让你吃核桃的经历，说是补脑。这个是出于"以形补形"的思考，从现代的营养学上讲不一定对，但是在过去物资比较匮乏的年代，补充一点核桃中的必需脂肪对预防疾病还是有帮助的。而在现在物资相对来说比较丰富的年代，食量还需要控制。虽然核桃中脂肪酸都是不饱和脂肪酸，但好脂肪也要控制量。现代人有不少"三高"病人，其中一高就是高脂血症，尤其是甘油三酯高。因此，《中国居民膳食指南》要求控油，每天吃 20～30 克油，相当于 2～3 勺。所以核桃也不能过量食用，每天吃三个就足够了。

3. 甜菊叶，天然调味剂

蔡骏：甜菊叶是一种天然调味剂，甜度非常高，在同样质量下，甜菊叶的甜度是砂糖的 100 倍。它没有能量，还有一股草本的清香味。在很多的食材当中，我们建议用甜菊叶替代砂糖。《中国居民膳食指南》要求控油、控盐、控糖。糖的用量过高，产生的能量非常高，特别是对于糖尿病人来说，会造成剧烈的血糖波动，对健康不利。这个时候用这类天然调味剂，对血糖的波动就不会产生非常大的影响。

饮食好习惯，健康伴终身

1. 喝牛奶要从小养成习惯

蔡骏：在我们中国人的饮食结构中，奶类是经常被忽略的食物。《中国居民膳食指南》反复强调，我们中国人奶类摄入不够，特别是老年人、有骨关节疾病的人，更要通过喝牛奶来补钙。

但是有很多人有乳糖不耐受，喝牛奶会拉肚子、腹痛，如何解决呢？有两种办法。第一，改用酸奶进行替代，这样不会产生乳糖不耐受。特别是一些年纪大的人，长期没有喝奶的习惯，可以选用酸奶。第二，对于年龄较小的孩子，如果从小就习惯喝牛奶的话，这种症状就较少，这也类似于一种脱敏疗法。《中国居民膳食指南》指出，对于老年人或者孕妇来说，推荐每日饮用 300 毫升牛奶，比普通成人要求更高。而对于补钙，除了喝牛奶，在天气好的情况下，户外锻炼也很重要。

2. 清淡饮食，感悟大自然的馈赠

蔡骏：虽然很多年轻人爱喝奶茶，但是奶茶里真的有红茶和牛奶吗？大多数是茶粉和奶精而已，也就是反式脂肪，对健康没有好处。年轻人爱喝的珍珠奶茶中的珍珠，原料是木薯淀粉，不利于消化。所以说有的东西好吃，但并不一定健康。我们一直提倡饮食要清淡，但相反的是，市面上大家认为好吃的食物，口味大多是很重的。

我们提倡清淡饮食就是要做到既能回味又口感清爽，将原材料的食物优势体现出来。回味是对食物的一种回顾，一种总结，对大自然馈赠的一种感悟。中医食疗都讲究食物的原味，大多比较清淡，如果是重口味，则回味不到了。

3. 手脚冰凉要温补

许文杰：年轻女性手脚冰凉的现象挺普遍的，比如有些月经不调的女性，舌苔是紫暗的，手脚是冰凉的，这是怎么回事呢？很多时候是有血虚、气虚，还有血瘀，那在食疗上该怎么选择呢？这个就需要中医辨证了，不同人群选择不同的食疗方来改善体质。手脚冰凉的女性朋友，平时可以适当吃一些温性的食物，补充一下能量。另外，生活一定要规律。现在很多职场女性工作压力大，日常作息的生物钟被打乱，身体出现问题有时会比男性更多、更重。

4. 食用油尽量买小瓶装、多品种

蔡骏：日常生活中，大家在买油的时候通常喜欢买大桶油，其实这个习惯并不好。油的保质期其实并不长。每日三餐都在家吃，每顿饭最多使用三勺油，三口之家一天就是九勺油，大桶油开封后要放置非常久的时间。食用油过期，不仅有变质的味道，还会产生致癌物质。所以说，我

+ 专家语录

手脚冰凉、月经不调的女性，一要选择温性食物，二要养成健康的生活习惯。

—— 许文杰

+ 专家语录

食用油过期，不仅有变质的味道，还会产生致癌物质。我们购买食用油的时候品种要多，量要少。

—— 蔡　骏

们购买食用油的时候尽量买小瓶，而且日常烧菜，小瓶使用也方便。我建议大家购买食用油的时候品种要多，量要少。

5. 情绪、运动、饮食、起居，齐调节

蔡骏：不管是中医食疗，还是普通的饮食，首先不能像药一样苦，要美味。美好的食物对心情都有所改变。

有些人在有压力的情况下，要么食欲不振，要么暴饮暴食。这些都是胃口和情绪挂上了关系。中医养生一般从四个方面调节：情绪、运动、饮食、起居，而且这四个方面互为影响。

6. 要减肥，小口慢慢吃

蔡骏：《柳叶刀》杂志曾有研究表明，同样的食物，不同顺序的吃法，餐后血糖不一样；同一个人，同样的食物，吃的顺序换一下，体重的变化也是不一样的。所以经常有人问，为什么我们吃得一样，但是我胖他瘦？这是因为饮食不平衡、不协调导致的。所以，我们现在经常号召大家要养成健康的饮食习惯。最简单的是，原先吃饭快，现在要慢下来；原先大口吃，现在要小口吃。

另外，想要减肥的话，建议吃食物的原味，比如白扁豆一颗颗吃，既减缓了进食速度又保持食物的原味。

食疗，不要总是想多吃什么，有时候也要注意少吃什么。

——蔡　骏

7. 有时候，要注意的是"少吃什么"

蔡骏：有些朋友会有反酸的症状，出现这种症状，首先要做相关的检查，检查是否存在消化道溃疡，是十二指肠溃疡还是胃溃疡。有消化道溃疡时，甜食一定要少吃。很多人认为，食疗就是得多吃某些特定的食物，其实有时候也要注意少吃某些食物。

強健筋骨

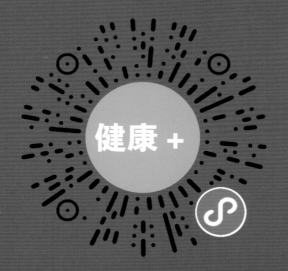

健康 +

你不知道的骨骼的秘密

1. "脱胎换骨"真有其事

詹红生：在大部分人的概念中，人体的骨骼是不会变的，18岁的时候身高一米七就一直是一米七。其实骨骼每时每刻都在新陈代谢，平均5～6年，我们身体就要经历一番"脱胎换骨"。骨骼的新陈代谢就像我们城市中的修马路，今天修这一条，明天修那一条，骨骼一块一块地新陈代谢，所以大部分情况下我们感觉不到。但是人的一生当中有两个年龄段，骨头新陈代谢的时候我们会有感觉，一是青少年时期的生长痛；二是年纪大的时候，尤其是更年期女性的骨质疏松。后者是不良的骨骼新陈代谢过快造成的。

就如大自然中四季更替，花开花谢，人体内的细胞也是如此，都有新陈代谢的过程。

2. 青少年常因运动不当导致腰突症

詹红生：一般来讲，青少年很少会患椎间盘突出症，大部分还是因为外伤，还有部分是先天性的结构发育异常，即在青少年阶段，脊柱发育时出现了移行椎。正常情况下，我们有颈椎7节、胸椎12节、腰椎5节，融合成为脊柱，但是有的时候腰椎会多出一个，这种情况就是移行椎。

现在的小孩子有两个极端，要么不动，要么

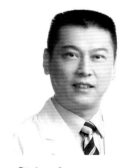

詹红生
上海市名中医
上海中医药大学骨伤科研究所
　所长
上海中医药大学附属曙光医院
　骨伤科主任

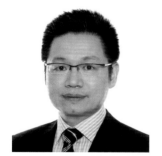

龚 利

上海中医药大学附属岳阳中西
医结合医院推拿科主任医师、
教研室主任

动得太厉害。打篮球、跑跳各种剧烈的纵向冲击力，使椎间盘向上或者向下突出，不是一般的往后突，所以一般不会引起坐骨神经痛。当腰部出现不适后，卧床静养可以很好地恢复，因此，运动还是要适当。

3. 颈肩腰腿痛是常见的筋骨疾病

龚利：在骨科门诊中遇到大约 90% 的病人有可能都是颈肩腰腿痛，年龄段的分布有青少年、青壮年、中年人、老年人。大家一般都认为椎间盘突出症大多发生在青壮年，其实我在门诊中遇到年龄最小的病人才 13 岁，也有 16 岁、18 岁的青少年患椎间盘突出。而随着年龄的增长，老年人较多发生的是膝骨关节炎。

据统计，全球有三分之二的人口受到颈椎不适的困扰。颈椎病常分为颈型、神经根型、交感神经型、椎动脉型、脊髓型、混合型。颈型颈椎病症状主要表现为颈项部酸胀疼痛等；神经根型颈椎病主要表现为项痛伴上肢放射痛、麻木等；交感神经型颈椎病主要表现为头痛、头晕、恶心、胸闷、心慌、心悸等类冠心病症状；椎动脉型颈椎病主要表现为位置性眩晕等；脊髓型颈椎病主要表现为进行性下肢无力"如踩棉花感"等。

推拿按摩，简单的自我保健法

1. 安全有效的自我推拿

龚利：以颈椎病为例，很多反复落枕的人可能患了颈椎病。当你出现颈椎不舒服去医院诊疗时，医生首先会检查颈椎的活动范围：如颈部的前屈活动、后伸活动，左右侧屈活动、左右旋转活动等一系列专科检查。医生会根据症状、专科检查以及影像学检查三结合的原则明确诊断。而后可以用牵引、针灸、推拿等方法治疗。

在得到医生的明确诊断后，大家自己在家也可以做一些安全有效的推拿。在找到疼痛的点后，先按住，再完成前面提到的颈部的活动，这个方法在推拿里面叫按法；还有一种对抗法，即按住痛点做对抗动作；最后还有一个拿法，就是"捏而提之"。这些都是比较简单的自我推拿方法。

2. 运肩垫脖，放松筋脉

詹红生：很多人觉得脖子不舒服时就要"摇头晃脑"，实际上恰恰不能做这个动作。因为脖子不舒服的时候，首先就是筋开始先出问题。为什么到了一定年龄会反复出现落枕？就是由于脖子两边的筋出了问题。所以，我们要想办法把脖子周围的筋给松开。

可以做一个运肩拔背松肩的动作，把肩膀提

起来，往后拉，再放松，再往前耸，再放松，反复多遍。把一侧的肩膀当成笔，想象在画一个圆。同时脖子也要配合动作，提肩同时，脖子缩进去；向后拉的时候，脖子再伸出来，自然伸缩。白天工作间隙可以做这个动作，正反重复三圈，晚上睡前再做一组，可以让脖子得到充分的休息。

此外，还可以找一条毛巾卷起来，垫着脖子，仰卧在床。毛巾的高度根据自己的感觉来调整。不能顶得太高使脑袋悬空，要将毛巾垫在脖子下面，后脑勺刚好接触到床，这样的高度为宜。枕 15 分钟左右即可，不能过久，否则会造成落枕。

我们做过一个临床观察，每天坚持垫毛巾仰卧，半年左右颈椎弧度可恢复正常。但这种方法主要还是针对骨质增生比较轻的人群。

3. 患"网球肘"不一定是因为打网球

龚利：我们常说"网球肘"是因为打网球引起的，因为打网球时前臂旋转使用较多，但并不是所有的"网球肘"都是因为打网球而得。前臂旋转频繁的动作如长时间高强度快速打字、打游戏、使用手机也会引起"网球肘"，还有一些产业工人专门做旋转运动，比如拧螺丝也会引起"网球肘"。如果您有频繁前臂旋转的动作，又发现上肢不舒服，或者早上起来拧毛巾洗脸时发现一用力出现肘关节酸胀，那么就应该去医院明确一下是否得了"网球肘"。

腱鞘炎也是常见的疾病，比如在疫情期间，

大家频繁使用手机，大拇指长期在做滑动的动作，非常容易得腱鞘炎。再比如织毛衣有一个习惯性动作，就是在织的过程中手指经常要勾一下，这样的动作反复多次也容易得腱鞘炎。

4. 自我按摩法，"痛快"不痛苦

詹红生：针对"网球肘"的治疗，可以按住疼痛的地方活动，或者是采用按揉的方式，按住疼痛点轻轻揉动。最后再加一个梳理的动作，就和梳头一样，顺着肌肉纤维的方向，整个手臂来回摩擦，使筋归巢，可以自由地收缩和放松，不再疼痛。在做这个动作的时候可以配合使用药膏，比如护肤品凡士林或者中药药膏。这样一整套的动作，从按到揉再来回摩擦，让手肘到手腕的肌肉得到有效的按摩和放松。

按的力量应"痛快"而不"痛苦"。力度不够不舒服、不过瘾；力度太大，反而按伤了。记住"按、拨、揉、推"四个手法。除了"网球肘"，肩膀、背部不舒服都可以用这样的手法自我按摩。

膏药的作用

膏药有两个方面的作用，除了有药效，还有固定作用。比如我们在体育比赛中看到运动员身上贴的五颜六色的布条，就是起到固定作用。因为某块肌肉受伤，就贴上一整块布条或膏药，以起固定作用，防止过度运动。

（詹红生）

伤筋动骨这样判断

1. 拍片是佐证，还需"手摸心会"

詹红生：中医说望闻问切，切诊比较多见的是切脉。但对骨伤科医生来说，切诊还包括用手摸伤筋动骨的地方来判断疾病的程度。在以前没有 X 线，没有 CT、磁共振的时候，病人伤筋动骨后，到底伤筋伤得如何，骨头有没有断？都需要靠手摸来判断，用心全神贯注地体会，称之为"手摸心会"。

中医称望闻问切，西医称视、触、叩、听、动、量，在过去没有先进的检查手段的时候，就需要靠这种复杂规范的检查流程来确诊疾病。

虽然说现在借助检查手段，不管是突出、狭窄还是增生，都能一清二楚地发现，但是眼见不一定为实。比如前面提到的伤筋问题，拍片不一定可以拍出来，必须用手才能摸清楚，这个也是拍片检查的局限性。医学影像学检查是一个静态的影像，是临床诊断中的佐证。

2. 诊断疾病需要"三方结合"

龚利：很多人在看骨科时都拍过片子，片子上都会有一句提醒：仅供临床医生参考。片子在诊断当中起到什么作用呢？

诊断疾病有一个原则，需要三方信息构成一个诊断。第一是病人的主诉，第二是医生做的专科检查，第三就是客观检查，包括抽血化验或者是影像学检查，如 X 线片、CT 和磁共振检查。总的来讲，就是症状、体征以及辅助检查三结合，最终才能下诊断结果。

现代的医学影像学检查对临床还是有很大的帮助的。比如膝关节骨关节炎是由于膝关节软骨的退变导致的，这个时候磁共振检查就是诊断的一个黄金标准。还有一些早期的问题也可以通过读片发现，这个也是检查带来的好处。

3. 三步"看"膝关节是否有问题

詹红生：很多年轻人喜欢跑步、打网球，还有些人干起家务来格外认真，跪着擦地。注意，这些都是容易对膝关节造成损伤的动作。检查膝关节是否出了问题，看以下三点。

先看走路。因为膝关节主持下肢最大的功能——走路，一旦膝关节出了问题，非常影响生活质量。从一个人的步态中可以看出端倪，比如有些人在走路的时候有不自主摆动、甩动的感觉，再者是从走路的速度来分析。针对这点，现在有高速摄像等高科技运动捕捉系统，可通过分析步态和步速来判断膝关节是否出现问题。

第二看站立。正常情况下，脚并拢站立，膝关节和脚踝也是可以并拢的。但是膝关节有问题的人则不然，有些严重的病人会出现"O"形腿或者是"X"形腿。这种观察膝关节的过程叫做视诊。

第三是触诊。找到一些关键位置按揉，看是否有疼痛的情况。同时配合磁共振等检查，就能发现膝关节的问题。

舒适、简单的锻炼方法更易坚持

＋专家语录

练功疗法也有处方，通过医生的评估，给你指定做哪些动作，指定运动量以及持续时长，就如同一个处方。

——詹红生

1. 练功疗法也有处方

詹红生：如果在疾病发作期，疼痛较为严重的时候，日常生活的活动都要适当限制，要适当地固定，适当地休息。锻炼作为一种疗法，现在叫做运动疗法，传统叫练功疗法。过了急性期、亚急性期，到了慢性期还有残余症状，可以通过一定的练功疗法让残余症状慢慢得到缓解。

练功疗法也有处方，通过医生的评估，给你指定做哪些动作，指定运动量以及持续时长，就如同一个处方。前面提到的垫毛巾也是一种练功疗法，看上去躺着不动，其实也是练功。膝关节疼痛时经过针灸治疗，可以尝试做少量的缓慢下蹲，一般做 3 ~ 5 下，维持一两个星期之后再增加一两下，年轻人做 10 下左右即可。年纪大、体重大的人就不合适下蹲锻炼，可以用平躺空踩自行车的方式来锻炼。

2. 膝关节有问题，躺着练"太空漫步"

詹红生：我们可以想象太空人在宇宙舱，因为失重处于漂浮的状态。模拟这个状态，一条腿先屈起，向上蹬，再向远处蹬。持续一段时间之后，腿部的力量会慢慢提高。可以尝试两脚悬空，用力蹬出去。这个动作其实也是锻炼腹部，如果腹部有力，也可以负担脊柱和膝盖的力量。这是一个良性循环的作用，反之则是一个恶性循环。肥胖使膝关节负担过大，腰椎也受到影响。

很多老年人要面对的一个问题是肌肉减少症，坚持锻炼不仅可以增加肌肉，还可以修塑体形，增加力量。骨头、肌肉和筋是三位一体的。没有肌肉，筋受的力量比较大；筋的力量弱了，骨头受的力量就比较大。

"太空漫步"这个动作针对膝关节有两个好处，一个是练肌肉的协调性，另一个是增加关节的灵活性。人的关节就像机械的轴承一样，适当地锻炼，可以保证关节处于一个灵活光滑的状态。平躺锻炼在不负重的情况下对膝关节损伤较小。

专家语录

人的关节就像机械的轴承一样，适当地锻炼，可以保证关节处于一个灵活光滑的状态。

——詹红生

3. 平躺抬腿，锻炼腰肌和带脉

詹红生：保持平躺，两腿并拢，慢慢抬高双腿，配合呼吸，一边吸气一边抬，抬到90度的时候停下保持，呼气之后，在吸气的时候再放下去。做动作的时候不要太快，要匀速缓慢进行，配合呼吸，以不憋气为标准。

如果抬腿的过程中，双腿抖动无法控制，可以先做简化练习，比如吸气抬腿，不用停顿，呼气就放下去。做的速度越慢越难，要注意呼吸配合。第二个关键点是要匀速。对此我们专门做过研究，这个动作可以锻炼腹肌和腰后侧的肌肉，抬腿的过程中同时练到了其他部位的肌肉，这个动作完成下来锻炼到了腰部一圈所有的肌肉，而

专家语录

练功一定要坚持，动作越简单越容易坚持。现在有五式太极、八式太极，都是简化后的功法。

——詹红生

且这一圈恰恰是中医的一条很重要的经脉——带脉的位置。随着年龄的增长或者有过损伤，带脉受损，腰腹部肥肉越来越多，而有力量的肌肉却越来越少。所以锻炼带脉非常重要。

练功处方怎么开呢？在开始阶段，每天晚上睡前练 3～5 次，早上起床后再做 3～5 次，两三周之后每周增加一次，增加到 10 次就差不多了，维持这个量练习就可以了。练功一定要坚持，动作越简单越容易坚持。现在有五式太极、八式太极，都是简化后的功法。

4. 对抗锻炼，保护颈椎

龚利：有些功法不受场地的限制，比如下面这个锻炼在上班路上就可以做。

十指交叉以后双手放置在颈部后方，将双臂完全打开，尽量扩到底；慢慢打开双手往前撑，脑袋往后推，相对用力；保持 3～5 秒后再慢慢收回来，再打开，重复 10～15 次。每个人根据自己的情况，如果对抗 3 秒很累，就对抗 2 秒，觉得 15 次受不了，那 10 次就可以了。总的来说，把握八个字的原则——"循序渐进，持之以恒"。

为了有强健的筋骨撑起安康的"家"，大家每天花一点点时间，保护好自己强大的颈椎。

5. 听医生的话，防病于未然

詹红生：其实在骨伤科遇到的伤筋动骨的病

人，都有一些重复性的问题，很多不同的病人都有同样的问题。所以我就想，应该多做科普，把共性的问题告诉大家，提前预防，这需要医患共同合作。

以塑造正确的饮食起居习惯为先导

首先要重新塑造正确的饮食起居习惯，比如前面提到的行为训练等，一定坚持训练。有些不良的习惯无法立马更改，可以用好的习惯来慢慢代替不好的习惯。这是我们平时日常生活中要特别注意的。

在出现症状后要积极治疗

中医有外治法、手法针灸理疗，局部进行治疗；还有内治法，以药物饮食疗法达于内。特别是年纪大的人，坚持用一些中药内服或者是药食两用之品内服，可以整体提高筋骨的功能，修复一些筋骨的损伤，但是时间相对比较长，一般要三个月甚至半年以上。

以合适的自我导引练功贯穿始终

想要治疗效果维持长远，需要以合适的自我导引练功贯穿于始终。这里强调"合适的"。锻炼的方法很多种，适合自己的才是最好的。

天地交泰畅达血脉

· 保持站立，双手交叉，用力向上伸展，伸到极限后，髋部向左侧顶，维持 5~10 秒；回到中间位置，再往上面拉；髋部再向右侧顶，再回正。这个动作可以让侧面和后面的肌肉都得到拉伸。这个往上的动作是"天"。

·接下来是"地"。同样的动作往下，如果能够手贴地放平最好，如果够不着地，可以抱着腿，抬头前探，维持 5～10 秒。这个动作也是八段锦里的"双手攀足固肾腰"。

·手扶着膝盖慢慢下蹲，以全蹲下去为最好，如果蹲不下去，半蹲也可以，脚后跟要保持贴地，不能抬起。这个时候注意双脚十个脚趾抓地，维持平衡，保持 5～10 秒，再手扶膝盖慢慢站起来。

·双手托腰，慢慢后仰，注意头不能后仰，以免摔跤或头晕，保持双眼平视。然后再回正。回正之后整个人往下沉，想象后方放了一个高凳子，往下坐，屈膝、屈髋的幅度量力而行，维持 10 秒，再起来。

（詹红生）

学点养生功，无惧老龄慢病

1."大师"在雷神山

王振伟：中医治疫，从古至今，有多次记载，不管是古史还是医籍，包括《温病条辩》《问医论》中，都有一些关于当时传染病救治的经验、方案、医案等。近现代的 SARS、H7N9 禽流感，这些都属于传染病，不管是抢救还是防治，中医也始终介入其中，而且临床确实效果很好。我作为一个中医人，参与防疫是一件很自然的事情。

有人称我为"会练功的大师"，这个称号真不敢当。当时在雷神山医院，我接管 C7 病区时发现，接诊的新冠肺炎病人大多是一些病程较长的，在中医看来，重点在扶正而不是祛邪。而且大部分病人都比较焦虑、紧张。我就联想到我们岳阳医院呼吸科研究的传统功法"六字诀"提到，练功不仅有助呼吸道疾病，还可缓解焦虑抑郁的情绪。因此，我和同事们一起召集病人练"六字诀"功。通过锻炼，病人们气顺了，焦虑情绪也减轻了不少。他们反映效果很好，也写了一些表扬信、感谢信，媒体做了一些报道，这个称号就这样来了。

2. 中医导引，一种传统的体育运动

李洁：对传统养生术最早的记载，是 1974 年湖南长沙马王堆汉墓出土的现存最早的一卷记录

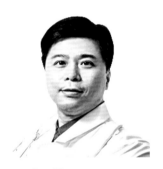

王振伟
世界中医药联合会慢病管理
分会常务理事
上海中医药大学附属岳阳中西
医结合医院呼吸内科副主任
武汉逆行者——特别会练功的
中医师

✚ 专家语录

导引是古代的体育运动，不仅可以治未病，还可以干预疾病。

——李　洁

有道家保健运动的工笔彩色帛画。其中共有 44 幅小型全身导引图，每个图像都是一个独立的导引术式。有形体的姿态，有动作描绘，也有借助器械的导引术式。中医常说的导引是一种肢体的运动，同时配合呼吸，是呼吸运动与肢体运动相结合的医学运动方式。目的是达到"导气令和，引体令柔"的状态。导引不仅可以锻炼身体，同时也可用来养生、治未病和干预疾病，所以导引也可应用于医学范畴。

在中国古代的中医专著中，有一本《诸病源候论》，书中论述各种疾病的病因病机及症候变症，是中华医学史上最早也是最完整的一部中医病理学专著。全书基本不涉及方药，但针对不同的病症，引用《养生方》《养生方导引法》等导引方法作为防治疾病的手段，这是该书的特色。王医生在武汉雷神山医院带领病人做的"六字诀"，就属于一种传统的吐纳导引养生方法。病人通过习练不仅可以调理气机、畅通经络、调节脏腑功能，还能够帮助疾病康复，同时还得到内心的支持。

✚ 专家语录

传统功法除了在新冠肺炎治疗中体现了作用外，其实在慢病的调理中也有一席之地。

——李　洁

3. 恬淡虚无，真气从之。正气存内，邪不可干

习练功法要由静而松，由松而活，由活而气血通融、内外如一；时常保持恬淡之心，以《黄帝内经》中讲述的"正气存内，邪不可干""恬淡虚无，真气从之"为宗旨。养生则用以祛病延年，修身养性。

前面提到习练"六字诀"缓解病人焦虑紧张的情绪，就是通过调心感受到心安，又通过调息改善呼吸系统症状。传统功法除了在新冠肺炎治疗中体现了作用外，在慢病调理中也发挥着重要作用。

现在社会是老龄化社会，慢病病人众多，再加上现在生活压力大，出现精神健康问题的慢病病人也不在少数。对于慢病，我们在既往的工作当中也做了一些有益的尝试。

早在 20 世纪 50 年代末，上海市气功研究所与上海市高血压病研究所合作，研究放松功干预高血压病人的治疗效果。研究入组的一共有 1 600 名高血压病人。结果显示，病人练习放松功后即刻降压效果达到 90%。经过 20 年的随访发现，服用降压药配合练功组的远期降压率优于单纯服用降压药组，累计病死率、脑卒中病死率却低于单纯服用降压药组。30 年随访发现，除了有上述效果外，服用降压药配合练功组的病人脑卒中发生率也低于单纯服用降压药组。

我们还有研究发现，三线放松功干预组对睡眠质量、入睡时间、睡眠时间、睡眠效率、睡眠障碍、催眠药物等方面的改善差异显著。对于糖尿病病人，通过八段锦干预可以有效延缓糖尿病并发症的发生率。坐式八段锦能有效降低精神疾病病人的焦虑指数和抑郁指数。我们的这些研究成果目前已经和法国里昂第一大学医学院合作，将部分课程纳入学生压力课程管理。未来我们还将继续深入研究，将更多的研究成果应用于临床。

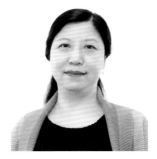

李　洁
上海中医药大学太极健康中心负责人
上海市中医药研究院办公室主任
上海市气功研究所所长、研究员

太极辅助治疗帕金森病

除了八段锦、六字诀，太极也是我们熟知的养生功法之一。2018年，上海交通大学医学院附属瑞金医院联合星太极公益项目做了一项关于太极和帕金森病的研究发现，太极对帕金森病有辅助治疗的作用。功法既是中医的一种干预手段，也是一项体育锻炼，治未病、调慢病、养身健体，自有一番独特的功效。

（李 洁）

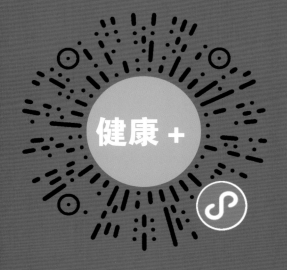

健康 +

心理健康

不焦虑的心理健康指南

怎样才能不焦虑？或许有人认为，完美状态是一个人 24 小时都乐呵呵，不焦虑、不生气、没有压力。其实并非如此，也没有人能达到这样的状态。我们的目标不是把自己变成一个没有情绪的人，而是让自己能够适应负面和正面的各种情绪，让这个情绪为我们所用。所以，与其说是不焦虑，不如说是如何和你的焦虑感和平共处，更棒的是你能够接纳焦虑，借力使力，让焦虑感变成你的动力。

从储备的角度来看，你需要储备哪些能力呢？等到发生某些状况的时候，你可以运用储备的能力进行有力的应变措施。首先我们要谈到两个原则，第一是预防胜于治疗，第二是储备和应变。从预防和储备的角度，有 5 个关键步骤，这里有一个帮助大家记忆的口诀——"变、静、呼、写、乐"。

下面，我们就从预防储备的角度来看看，怎么做能让自己与焦虑感和平共处，而什么样的人是不容易焦虑的。

1. "变"——面对变化告诉自己："OK，我接受"

张怡筠：科学家在心理学研究中发现，那些拥抱变化的人更少焦虑。拥抱变化最好的方式就是在每次有变化的时候，对自己说一句："OK，我接受。"任何状况都是如此。如果你发现现实状况不是你一个人可以改变的，那就和自己说："OK，我接受。"而且是心甘情愿地接受，因为只有接受了，你才有办法往下走。最好的状态就是在任何时候都可以接受随时会产生的变化。

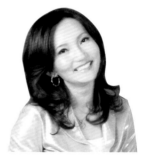

张怡筠
著名心理学者
情商教育专家
"张怡筠情商教育"创始人

✚ 专家心语

一般来说，人会焦虑的原因是无法控制自己。忍不住什么都想的结果就是特别焦虑。那些能够掌控自己的专注力，让自己关注或者不关注某个事情的人，就不太容易焦虑。静坐和转念练习，可以帮助你培养这种能力，这就是"静"。

——张怡筠

2. "静"——静坐和转念练习

张怡筠：为什么面对改变，面对重大的压力，有的人能够很好地面对和处理呢？就算有很多意外状况发生，他们也都能够很好地处理，很平和地回应。他们为什么不担心？为什么不害怕？为什么不焦虑呢？因为他们有办法让自己的大脑处于不容易"一点就着"的状态，他们能够清晰地知道自己的大脑应该如何运作。

这就是第二个重要的做法——"静"，也叫做"静坐转念"。最简单的静坐练习就是用一个很舒服的姿势坐下，然后让大脑放空；接着开始深呼吸，什么都不想，专心感受自己的呼吸。如果想到别的事情，那这个时候你只要说"我注意到了"，然后继续注意自己的呼吸就可以了。这样做的好处就是能够让自己的意念集中，继而可以觉察以及掌控自己的想法。你会知道自己在想什么，而且能够掌控自己的专注力。久而久之，你会发现可以控制自己是继续关注这个事，还是可以转念想别的事情。一般来说，人会焦虑的原因是无法控制自己，忍不住什么都想的结果就是特别焦虑。那些能够很专心地控制自己只想某件事或者不想某件事的人，就不太容易焦虑。

大脑神经科学研究发现，如果每天做上述"静坐转念"20分钟，你大脑中的"杏仁核"非常不容易激动，很容易处于随时放松的状态，就不容易一言不合就发飙。换句话说，通过静坐冥想，大家可以改善容易焦虑的状况。

3."呼"——二八四呼吸冥想

张怡筠：以上我们讲到的"变、静"叫做储备，也即预防。那如果你的焦虑感已经发生了，应该怎么办？试试呼吸冥想。

如果发现你的大脑在问"怎么办"，你要捕捉到大脑的想法，然后告诉自己说："OK，我焦虑了。"这个时候可以做深呼吸。如果你发现自己已经是"热锅上的蚂蚁"的状态了，有一招特别好用，叫做"二八四呼吸冥想"——两拍吸，八拍屏（息），四拍吐。这个练习要做多久呢？我们鼓励每个人做5分钟的二八四呼吸冥想法，这个方法可以帮助杏仁核很快恢复到正常水平。

4."写"——打造你的"焦虑保险箱"

张怡筠：第四个步骤叫做"写"，如果今天实在慌乱，怎么做呢？可以拿出一个本子，把它当成你的"焦虑保险箱"，把所有让你感觉焦虑的事情一项一项写出来。写完之后，把这个本子盖上，这就是你的"保险箱"，你把焦虑都放在里面。

写下来就行吗？心理学研究发现，当我们能够把自己的焦虑写下来的时候，书写本身就是一个整理思绪、整理情绪的动作。那些很焦虑的人往往是因为有很多纷杂的念头。当写下来以后你就会知道你在焦虑什么，然后把本子放下来。这样做可以告诉自己："我知道我的焦虑在哪里。"准备一个"焦虑保险箱"，不要让你的想法模糊地停留在大脑里，要整理下来。书写有助于缓解焦虑。

+ **专家心语**

能在困境当中找到解决方法的人，靠的是乐观积极的思维。千万不要觉得乐观就是"阿Q精神"，乐观是最务实的生活动力和心理能力。

——张怡筠

5."乐"——三个步骤保持乐观心态

张怡筠：怎么保持乐观的心态？面对所焦虑的事情，我们可以做些什么让焦虑变成自己的动力呢？首先你得想一下："这事儿我能改变吗？"如果你担心的是自己改不了现实，你就应该放弃这个念头。如果你的念头一直放在这里，你却没办法做什么去改变，就会越来越焦虑。因此，请关注自己可以改变、能够掌控的部分，接下来就可以使用下面的"乐观三部曲"了。

第一步：想象一下，当一个单身的人因为单身而焦虑的时候，他会怎么想呢？他会一直哀怨。但乐观的人会想："幸亏没有更糟。"这不是"阿Q精神"，这样的方式可以帮助我们让大脑中的杏仁核安静，然后，你就有能力和精力去思考接下来要怎么办了。

第二步：还是上面提到的焦虑单身这个话题，试想一下，单身的状态会有哪些好处呢？去找到这个状态给你带来的好处。比如自由、省钱、可以在经济上做更多储备迎接变化多端的新形势。你可以想到很多好处。另外，可以总结一下为什么你到这个年纪还单身呢？是要求太高？还是工作太多没有时间社交？还是认识的人太少？

第三步：这个步骤叫做行动方案。你想想看，你的时间多、花费少，你可能意识到好像之前没把这个事儿太当回事儿，又或者是自己对另外一半要求很高，还不明白自己到底需要一个什么样的人，又或者太过独立……当你分析清楚你的状况了，就可以开始安排行动方案了。

这样一来，当你用这三个步骤想完，会发现焦虑变成了你的动力。所有情绪都是好情绪，不管是积极的还是消极的，情绪的产生都是为了帮助我们过得更好，不是来害我们的。因为我们的不了解，总觉得愤怒、焦虑、自责的情绪会把我们捆得团团转。但当你知道所有的情绪都是帮助我们时，你就可以借力使力。

让内心更强大

我们的目的不是让自己再也不焦虑（这基本上是一个不可能做到的事情），而是我们怎么做好准备，让自己不容易焦虑，有了焦虑情绪之后能够从容处理，这是我们的重点。

2020 年是充满挑战的一年，过去这几个月已经让我们的心理承受能力都强大了很多。面向未来，仍然会有变化多端的情况发生，这是一个锻炼我们能力的好时机。让我们每个人在纷繁变化的宏观环境下，在这场情商大考中，帮助自己回归自己的内心，把自己的内心变得更强大，能够适应各种各样的改变。

也许，在今后的某一天，当你回头看时，你会想：幸亏当时我做好了准备。从今天开始，提高自己的心理免疫力和抗焦虑的能力吧！我们会变成更幸福的人，一起努力。

（张怡筠）

应激状态下，如何保持心理健康

应激状态下的压力和恐慌，给我们的思维和行为带来许多困扰，使很多人陷入"心理危机"无法自拔。我们在新的形势下不仅要安排好工作和生活，还要做好自己的心理重建，摆脱心理困扰，保持健康的心理状态。

✚ 专家心语

应激事件发生之后出现的慌乱、恐惧、害怕的心态是正常人突然面对不正常事件发生时正常的心理反应，不一定都是应激导致的情绪紊乱。

—— 邵春红

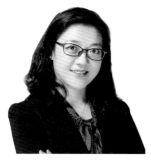

邵春红
中国心理卫生协会 CBT 专委会
DBT 学组委员
复旦大学附属华山医院精神
医学科副主任

1. 心理问题是否能够自我疏通

邵春红：80%～90% 的人在应激情况下会出现情绪紊乱，但持续时间短暂，可以恢复。随着时间的流逝，我们的心理状况分为不同阶段，从开始的震惊，到后来否认，再到抵御。有些人抵抗不了就开始抑郁，不同的人是有差别的。

如果大家清楚地意识到自己出现了应激反应，并且能够明白这是因为大脑出现了"地震"，因此才有了低落、紧张、焦虑等情况，那就应该赶紧做一些对抗行为。如果你很早就采取了对抗行为，这就是自救，说明你已经在进行自我疏通了。如果你发现自我疏通无效，没办法帮助自己走出不良情绪，此时就需要请求别人来帮助了。这时候大家可以找专业的心理咨询师来帮助自己摆脱心理问题。

我国所有城市都公布了心理热线，也有很多专家录制了线上音频、视频心理疏导课程。如果我们采用了这些方法，解决了心理困扰，会恢复得很快，不至于让正常人对异常事件的正常反应太长，变成病态反应。因此，很多人在应激反应阶段是不需要药物治疗的。

2. 强迫症是心理疾病吗

邵春红：我们说的强迫症属于焦虑谱系障碍，分为强迫障碍和焦虑障碍。我们的担心、紧张如果形成一个固定模式，例如只有把手洗了 5 分钟才能减轻焦虑，那这样的行为一定还会持续发展；或许 5 分钟以后也不满意，还要洗 7 分钟、10 分钟。如果一个人的强迫行为存在上述这种程度不断增加的状况，那强迫症就形成了。

任何一个疾病都不是一下子就形成的，都有一个发生、发展的过程。强迫症的情况并不少见，很多病人来就诊都是因为一起生活的家人受不了他 / 她的行为，才前来就医，此时病人的病情已经十分严重了。因此，这个问题十分值得关注。2020 年以来，因为疫情，相关的焦虑症、强迫症、创伤后应激障碍（PTSD）甚至抑郁症的发病率都上升了，大家一定要关注自己的心理健康，当自己无法进行排解的时候，一定要及时寻求专业人士的帮助，尽早治疗，让自己的心理保持健康。

3. 抑郁症加重了，怎么办

邵春红：抑郁症是遗传因素和环境因素相互作用和相互结合产生的结果。如果在外界环境刺激下，原本没有抑郁症的人产生了抑郁症状，或者本身就有抑郁症的人抑郁症加重了，这个时候首先要通过评估，看病情发展程度。如果是生物源性，尤其受遗传因素影响，更提倡用药物治疗；如果是轻度抑郁症，生物源性不特别明显，通常

专家心语

大多数强迫行为是不构成心理问题的，但并非所有的强迫行为都没问题。如果你没有重视自己的强迫症，或者你的强迫行为太过激，就会导致心理疾病。

——邵春红

专家心语

抑郁症是遗传因素和环境因素相互作用和相互结合产生的结果，需要视病情的严重程度，采取不同的治疗方法。

——邵春红

专家心语

当心理问题影响家庭成员之间的和睦时，大家应该先进行沟通，彼此想一下，为什么要吵架？吵架或许只是在获取沟通途径；也许有的人不是为了获取沟通途径，而是真的病了，这种情况才是真正的心理精神疾病，那就需要专科的正规治疗。

——邵春红

推荐心理治疗，或者自我尝试的行为方法、行为激活；但如果是重度抑郁症，专业医生一定会告知病人和家属，理论上不能拒绝药物，药物起效快，能更好地帮助病人，等病情稳定后再加上心理治疗。

4. 心理问题影响家庭和睦，该怎么办

邵春红：很多时候，特别是在疫情期间居家隔离时，夫妻双方暴露出很多心理问题，但不一定都是疾病。吵架大多数是因为沟通不畅，关键在于是否能猜出对方的深层需求，但一般猜出的可能性很小，因此很容易发展出更严重的问题。

心理治疗师会就夫妻问题进行沟通，会跟他们探讨吵架带来的好处和坏处以及吵架的真正目的等。通过吵架，他们也许是在获取沟通途径；也有可能不是沟通，而是发病了，这种情况才是真正的心理精神疾病，需要专科治疗。

与此相仿，应激事件打破了很多原有生活、工作模式，很多事情变得不可预测，我们的工作生活出现一些紊乱，孩子也一样。我们可以建立一个列表，和孩子一起做些他们爱做的事情。可以通过运动、健康饮食等维持我们心理的相对平衡。

5. 如何在日常生活中维持良好的心理状态

专家心语

如果曾经你有很好的生活习惯，现在还一直保持着，那就说明你的心理始终维持着健康状态。但当你意识到自己的生活受到了影响，那从现在开始重建良好的生活习惯吧！

——邵春红

邵春红：有的人每天要健身，这就是很好的模式，在采取固有的模式去运动。如果外界环境变化，导致曾经习惯的事情现在没法做了，那可以找一个替代的方式。比如疫情期间游泳馆关了，那可以用跑步代替游泳，如此一来，你还是维持着适度的锻炼。

同样地，还有饮食。比如疫情期间很多人都关心应该怎样调整饮食才能对自己的健康更有帮助。其实，吃什么不重要，最重要的是为了有抵抗力多摄入蛋白质。要有规律地作息，保证充足的睡眠，适度运动，很好的营养摄入，这都是维持心理健康的重要举措。即便曾经你的心理出现了一点波动，但是你有意愿维持心理健康，努力再将其重新建立起来，这都是维持心理健康状态非常有力的保障。

提倡创伤后的成长

我们可以一起回顾一下应激状态下自身的变化，自己感觉一下，会发现有一些好的变化，也有一些坏的变化。我们不应该太焦虑创伤后的应激障碍，我们更提倡的是大众创伤后的成长。因为通过应激事件，有很多人感觉到变化了，是向好的地方的变化，所以我希望大家不要只看到事物坏的一面，而应该看一看在应激事件当中哪些地方是你没有想到的成长。如此便可以顺利渡过阴霾，迎接春暖花开。

（邵春红）

应对突发应激事件的心理防护措施

人的生活中，最重要的是家庭生活，其次是我们的工作环境。幸福的家庭生活涉及方方面面，其中最重要的是我们要有良好的心态来应对生活中出现的诸多事情。突如其来的事件会给我们带来很大的困扰，除了影响身体健康，也影响着我们的心理状态。

以下所述方法有助于我们的精神、心理活动保持良好的状态，来面对突发的疫情、灾害等应激事件。

✚ 专家心语

面对应激事件时，身体内的应激系统和激素分泌系统启动，肌肉紧张，心搏加快，血管收缩，血液凝固机制变强，消化系统活动暂停，从而帮助我们应对突发事件。

——李凌江

1. 疫情、灾害来袭，身心临战

李凌江：在我们的生活中，经常会遇到各种各样的事件，对精神产生压力。20 年前，美国对 2 000 多人进行了一项调查，结果发现 50% 以上的人一生中都经历过一次以上的精神创伤事件。恐怖活动、战争、自然灾害（水灾、地震）等意外事故，矿难、交通事故、火灾等，都有可能给我们带来精神创伤。这次的新冠病毒疫情给我们带来的创伤涉及面已经远远超过任何一种自然灾害，很多国家都受到新冠病毒感染的影响。这不仅影响人们的身体健康，还会引起精神压力。

精神压力也会造成人体发生变化。通俗而言，身体内有一个应激系统，当人面对危险事件时，体内应激系统启动，肾上腺素分泌增加，人就会紧张不安、睡不着。身体的变化有助于解决眼前的危险。例如：我们在山上遇到一只老虎，肾上腺素立刻增加分泌，精神立刻进入异常清醒状态，这是解决眼前危机的本能反应。因此，我们在面对新冠病毒疫情时产生焦虑的情绪是正常的反应，是为了让我们在面对这次事件时可以想出并采取更好的解决方法。面对危险事件时，另一个产生变化的系统是激素分泌系统，其中下丘脑－垂体－肾上腺（HPA）轴参与控制应激的反应。应激系统分泌激素可以提高神经系统活动水平。肌肉紧张，准备用力活动；心搏加快，保证身体血液供应；外周血管收缩，使大量血液供应到需要的部位；血液凝固机制变强，避免因受伤而流血过多；消化活动暂停，将血液输送到大脑和肌肉，让储存的糖和脂肪进入血液，提供紧急能源。

认识到有紧急事件发生有利于战斗或逃避，提高警觉性，增高敏感度，使注意力高度集中。但过度应激会在情绪上出现焦虑、恐惧、愤怒，行为上会出现逃避、封闭、攻击他人或自身从众，食欲、性欲、睡眠减少。所以，过度的应激心理反应即为病理反应。

35%的大众对新冠病毒疫情存在明显的情绪应激反应，反应的指数与其性别、年龄、受教育程度、职业、所处地区显著相关。青年（18～30岁）和老年（60岁以上）人的情绪反应较明显。疫情中心的华中地区（湖北、湖南、河南）民众情绪反应显著高于其他地区。而随着时间的推移，民众的情绪反应指数呈下降趋势。

流行性疾病会给病人带来严重的心理问题，以重症急性呼吸综合征（SARS）为例，研究结果显示，SARS病人的应激水平显著高于健康人，而应激与消极的心理效应显著相关。即使治愈，病人也将面临长期的心理问题困扰。相关研究结果显示，在SARS爆发一年后，SARS幸存者仍存在

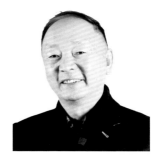

李凌江
中华医学会精神医学分会主任委员
中南大学湘雅二医院一级主任医师

较高的应激水平，同样表现出令人担忧的抑郁、焦虑、创伤后的应激症状等。抑郁对传染病病人的长期康复具有不良影响。

2. 谁是特殊时期最需要心理干预的人

李凌江：在疫情中，心理干预目标人群根据应激强度分为四级。一级包括住院的重症病人、一线医护人员、疾控人员等；二级包括居家隔离的轻症病人（密切接触者、疑似病例）、就诊时出现发热的病人；三级包括一、二级人群的亲属、朋友、同事等，参加疫情应对后的救援者；四级包括受疫情防控措施影响的疫区相关人员、易感人员、普通公众。评估涉及应激易感性、心理弹性与应对方式、躯体健康状态、精神健康状态、年龄、社会支持状态、社会经济阶层。这些人群无论处于任何应激强度，都容易出现问题，普通人群也容易出现问题。结合流行病学数据，医护人员出现问题的情况不多，他们一般没有躯体疾病或是精神疾病，也许与其每天面对生死有关。

在进行心理干预时，我们首先需了解目标人群处于哪种应激状态，其次了解其心理耐受能力如何，如此才可以知道接下来应如何干预。

应激过度就会变成病态，只要不过度均属正常。生理信号（是否存在身体疼痛、食欲下降、失眠等）、情绪信号（情绪是否稳定平和、是否有低压情绪、莫名紧张）、认知信号（是否有注意力不集中、记不住事情、做错误的事情、从众）、行为信号（是否失眠，食欲、心率、社会交往情况如何），这些都是亚健康信号。如果亚健康信号持续存在，损害日常功能，例如学习能力、工作效率、个人生活自理能力、社会交往功能、社会角色功能，就需要医学关注。

需要注意的是，有亚健康信号未必是焦虑症和抑郁症，若多种症状持续存在，损害身体功能，或严重到出现焦虑症或抑郁症，则需要专业人士帮助。

3. 从自我减压到专业支持

李凌江：应对应激事件有三种方法。

自我减压

回顾曾经对你有效的应对方法，思考什么能让你保持坚强。尽量抽出时间吃饭、休息和放松，哪怕是用很短的时间。尽量保持合理的工作时间，不要让自己筋疲力尽，合理安排工作，在危机急性期轮班工作，规律休息。危机事件后，人们可能面临很多问题，当你不能帮助人们解决他们所有的问题时，你可能会感到自己做得不够、有挫败感，这时你要记住，你没有责任解决所有人的所有问题，做你力所能及的事情即可。减少酒精、咖啡因或尼古丁的摄入量，尽量避免用非处方药品。看看同事们都在做什么，也让他们知道你的情况，找到互相帮助的方式。和朋友、亲人或其他值得信赖的人交谈。和督导人、同事或其他值得信任的人讲述你正处于的危机情况。认可自己的成功，即使是很小的事情。学会内省，认可自己做得不错的地方，接受

专家心语

应对应激事件有三种方法：①自我减压，用曾经有效的方式调整生活规律，与人沟通、共同解决。②寻求专业咨询与危机干预，重点关注情绪，延缓病情发展。③专科治疗，主要包括药物、心理和物理治疗三种方法。

——李凌江

自己做得不足的方面，并承认在当时的情况下，能做到的事情有限。重新开始工作前，先让自己休息和放松。总体而言，自我减压就是关注正确、适度的信息，应用以往有效的应对方式，调整现有的生活规律，放大正性思维，"抱团"取暖。

寻求专业咨询与危机干预

专业心理干预可以迅速、准确识别不同应激群体，充分发挥个体自身潜能。危机干预类似现场急救包扎，它不是万能的，却可以延缓病情发展，重症者则需要接受进一步的后续治疗。专业心理干预重点关注情绪而不是情结，注重反复宣泄细节带来的二次伤害，强调自愿、尊重、正确引导，为有需求的人随时准备着。同时，合理应用共情。

常用外源性心理干预有其基本原则、路径和技术。基本原则是为有减压需求的人时刻做好准备。基本路径包括鼓励表达—倾听—帮助发泄负面情绪（防止二次损伤）—帮助认识、面对—寻找解决方法—帮助疏泄—帮助重建。基本技术是让对方放松，使用腹式呼吸法、催眠、蝴蝶拍、情绪安全屋、转移、着陆技术、保险箱技术（负性情绪的碎片法）、正念静坐、正念冥想等。

专科治疗

应激疾病的专科治疗主要包括药物治疗、心理治疗和物理治疗。药物治疗通常使用精神药物，讲究对症下药。心理治疗通过处理应激源，调整应对方式，提高心理弹性。物理治疗是使用电疗、磁疗的方法进行治疗。如果疾病发展到病态期，就会产生很多问题，当损伤身体各种功能时，一定要及时就诊。

亲子关系——健康家庭的重要纽带

1. 从学校到家庭再到学校，关系要一步步重建

杨雄：我们经历了这么漫长的疫情阶段，从过年期间全国医务人员驰援武汉开始，疫情经历了三个阶段，家庭、孩子、老师也随之经历了三个阶段。

第一个阶段从武汉封城起，即 2020 年 2 月底到 3 月下旬。这一阶段，孩子停课，回归家庭，我们也基本回归家庭。从家庭教育方面来说，这一阶段属于亲子关系的高度密集相处阶段，家长和孩子进行了"无缝"生活长达一两个月。我们主要关注平复疫情给孩子和父母带来的心理冲击，也提醒大家注意补充营养，还未想到"复课"这件事。

第二阶段，大概 2020 年 3 月底，大部分地区的疫情开始好转，大家经历了心理波动期后，教育部提出线上复课的问题，停学不停课。家庭教育开始关注线上课程，孩子在适应线上听课的模式，课业辅导主要由家长承担。因为老师和家长没有相关经验，而有些孩子使用电子智能终端的水平已超过家长和老师，让所谓的线上教育变成反转课堂。线下课堂中，老师是权威；线上课堂则不然，老师也还在适应阶段。反转课堂中，老师的作用是辅导，家长则变成教育的"主力军"。孩子学习的时间也相对自由。这次线上授课给我

专家心语

疫情经历三阶段，亲子关系也经历三阶段，从平复疫情带来的心理冲击，到重建孩子与学校的关系。

——杨　雄

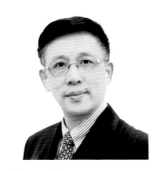

杨　雄
上海市政协社会法治委员会副主任
中国教育学会家庭教育专业委员会副理事长
上海市育儿基地专家委员会主任
上海社科院青少年研究所所长二级研究员

们一个很好的体现教育信息化的机会，包括老师如何快速传达观念，如何和孩子相互沟通，以及家庭、学校、线上三者如何协调。在停学不停课阶段，家长主要面临这样的挑战，还包括一些生活问题。

在家庭教育中，通常母亲比较焦虑。一位焦虑的母亲多半会培养出一个焦虑的孩子。如果平时你的孩子回家，你问他考试分数多少，他紧张、不高兴，你会刺中他的软肋，而忽略其实他的蛋糕做得很好，或者天文知识学习得很好。再比如，男孩有一个时期叫做镜像相反时期，左和右分不清，或者将 6 和 9 看颠倒，其实只要过了这一时期就会恢复正常了，可很多母亲将自己的孩子与其他同龄孩子一对比后发现，自己孩子"落后"了，就开始焦虑，从而给孩子施加压力。因此，特殊阶段，尤其需要家长和学校相互配合。

第三阶段，各地区的学校开始陆续复学，这一阶段的主要问题是复学后孩子回到学校和班级后的关系重建。此时，我们不应太关注孩子的功课，而是帮助他先建立秩序感，恢复日常的生活状态。每个人的心理都有弹性，虽然疫情对我们的心理冲击较大，但人也很容易遗忘。等全世界的疫情都基本恢复时，我们也可以逐渐恢复至常态。

2. 孩子"好好学习"，家长"天天向上"

杨雄：有些孩子长大到例如小学五年级时，便开始不愿意和父母多说话，回答父母的话通常都是"没有""还行""好的"。这时，家长应如何和孩子沟通呢？

家长对孩子较为正确的指导方案是"权威加爱"，用这种方式培养出来的孩子自律性较强，心智会较为健康地发展，这是理性状态。通常情况下，每个孩子的个性发展速度不同，家庭环境也不一样。

例如，当孩子和家长准备出门时，孩子说"我想带这个和那个，否则就不出门"，家长不同意，双方开始争吵，亲子关系起冲突。这时，家长可以给他做选择题，出门可以带一样东西，但是只能带一种。孩子就会进入家长的"套路"中，纠结选哪一个而忘了争吵。这样既遵守规则，又给孩子自由选择的空间。尤其当孩子处于青春期时，通常会有逆反心理，家长的指导能力可能跟不上孩子的发展速度，即使某些家长的学历是博士，仍然无法处理好亲子问题。家长和孩子过分紧密时，互相也会有压力。家长给孩子一个私人的空间、不过分干扰，孩子反而更容易集中精神。

家庭教育是有策略的，我们的核心是要培养孩子"德智体群美"全面发展，而重心是家长需提高育儿能力。高质量的陪伴是家庭关系构建的重点。对不同年龄段的孩子，陪伴的重心不一样，沟通的话题也不一样。家长应与孩子共同成长，不能一味让孩子好好学习，家长自己却不"天天向上"。家长可以多和同龄孩子的家长交流，例如加入"家长群"等，和其他家长相互学习，与孩子共同学习、共同成长。如果长期忽视孩子，现在却要和孩子一下子亲密起来是不可能的。通俗地说，以前不"投入"，现在也不可能"收割"。

专家心语

培养出自律性强、心智健康的孩子是每位家长的理想，与孩子共同学习和成长也是家长毕生学习的功课。

——杨　雄

长期和孩子相处，你可以认真观察自己的孩子，了解他们，帮助他们处理学习和生活中的问题。

——江文庆

感情裂痕发生之后的弥补也不是发一个微信这么简单的事，需要长期积累、慢慢改变。

此外，父母控制不好情绪是普遍的现象，中国的父母通常还会打孩子，一般不是故意打的，而是控制不住情绪。在中国的传统文化中，父母和孩子的关系太紧密了。当父母对孩子过度关注时，孩子一旦没有达到父母的期待，父母就容易失控。情绪控制非常重要，需要有强大的自我克制力。心理学中有一个名词叫做"悬置"，具体方法是转移，转移后能量和情绪都会消退，在夫妻矛盾中也适用。

在中国传统文化的影响下，"女主内、男主外"仍是很多人目前的观念。虽然母亲照料幼子是动物本能，母亲也更适合照顾孩子，但是男性也应参与到亲子关系中。父母之间可以有分工，轮流休息，将孩子的状况都记录下来，长期下来，父母就都知道孩子的情况了。

3. 和孩子相处，是"困难"还是"收获"

江文庆：长期和孩子相处，对我们而言会有哪些收获？可能有以下两点。

第一是可以看到真实的孩子。长时间相处就像一面镜子，能照见孩子的优缺点，从而我们可以有针对性地引导他们，而不是简单地给孩子"贴标签"，给他和自己施加压力。

第二是可以让我们真实面对和孩子的亲子关系。有一个真实案例是，一位家长长期在外打工，因为担心孩子，就将他接到身边，但是相处没多久，孩子就一气之下离家出走了。一直处于忙碌状态的家长很可能有意或无意地回避与孩子相处的时光，对于这样的家庭来说，亲子关系采取简单的"控制"的方法教育孩子会更为容易。实际上，这样的家长没有花时间去看自己的孩子，去面对自己的亲子问题。真正的亲子关系需要家长不断学习，不断修正和变化，逐渐学习和孩子平等相处，尤其是和进入青春期后有"逆反"心理的孩子。

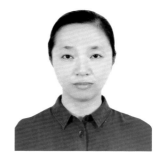

江文庆
上海市精神卫生中心儿少科
副主任医师

很多家长总担心孩子喜欢拖拉，爱看手机，影响学习。但仔细观察后会发现，大部分孩子在真正进入学习后状态时就会变好。当然也有自律性较差的孩子，但是需要区别一下，有些孩子的所谓"自律性差"其实是在和父母的互动中产生的，例如家长不让孩子做的事，孩子偏要做；家长不让孩子玩的东西，孩子偏要玩，这就是假的自律性差。这是一种叛逆，故意做一些家长不希望的事情。当然也存在真的无法自律的孩子，有一种比较典型的就是多动症的孩子。对于真正存在自律性问题的孩子，家长需要培养孩子的时间感，助其划分好时间，培养其执行力，做到"事前有计划、事中有思考、事后有总结"，循序渐进。除了在学校接受教育、养成良好的学习习惯外，家庭教育同样重要。

很多孩子开学前很开心，一旦开学了，就产生各种焦虑情绪，害怕上学，这是一个自然现象。家长需要知道，面对上学，孩子始终都有或多或少的焦虑情绪，尤其是现在有很多课程和考试，孩子不可能完全放松地学习。压力是时代赋予他们的学习责任，但是家长给孩子心理上支持的能

+ 专家心语

关爱、平等，预防孩子的情绪和行为问题。适当引导孩子，父母共同参与家庭教育。

——江文庆

量是至关重要的，孩子的心理能量越充足，问题就越可以得到解决。

4. 大小"神兽"，特殊情况的特殊处理

江文庆："二孩"家庭有可能会出现"同胞竞争"现象，这是正常现象，因为他们都想获得父母平等的爱。家长对待两个孩子时要公平，不能让任何一个孩子觉得因为另一个孩子的存在，自己就不被爱了，从而产生情绪和行为问题。

给予平等的关爱后，引导也很重要。当二孩出生后，大的孩子扮演什么样的角色是家长需要考虑的问题。比如，12 岁的姐姐觉得妈妈只爱自己的弟弟，对自己没有这么多关爱；哥哥自从有了弟弟后就不好好学习，而只想和弟弟一起玩；更有令人遗憾的新闻，一位博士妈妈生了二胎后，不堪重负，带着孩子跳楼。这些都是二胎后需要重视的问题，前两者中，学习平等地对待孩子，给予足够的关爱，能解决大部分问题。而在第三个案例当中，还提出了一个重要的话题：在养育孩子的过程中，父亲一定要承担责任、发挥作用，这样才可以让妈妈不再焦虑，家庭更加美满。

在家庭教育中，父亲往往扮演规则性的角色，母亲更多给予关爱，这样的合作非常重要。很多出问题的家庭都是因为这两个角色没有配合好。"二孩"家庭中，当大的孩子获得足够的关爱后，就可以将他的爱分享给小的孩子，这是一种感情的升华，也是父母合作之后的升华，是家庭教育

中很重要的过程。父母关系优于亲子关系，每一个代际层次都有疏密关系，尤其是和孩子，关系越近、张力越大。孩子的成长就是一个从慢慢与父母亲近到慢慢与父母疏远的过程。

无论是什么事情和矛盾，家长都要先将你和孩子的亲子关系建立起来。对于小一点的孩子，家长可以找一个时间，例如在睡前陪伴交流。而面对上中学处于叛逆期的孩子时，家长需要找到一个切入点，例如每天用 20 分钟和孩子谈 3 个话题，包括他开心的事情、感兴趣的事情等。在这个时间段内不批评孩子，关注孩子怎么说以及"话外音"，讨论一些他们感兴趣的话题，慢慢和孩子重新建立关系。如果之前错失建立关系的机会，后期应尽量弥补。

当家长批评孩子时，一部分是自己在生气，另一部分是希望他长大和懂事。家长的情绪能量需要自己去发泄，如果没有条件，可以考虑其他的方式，例如放一张孩子的婴儿照在身边，有需要时拿出来看一下，或者想着自己喜欢的风景、偶像，总之是能让自己安静下来的内容，帮助自己冷静。

5. 控制与自由可以同时存在

江文庆：家长需要理解孩子的需求和特点，看到孩子真实的优缺点，鼓励他们的优点，对他们的缺点做出反馈。重视心理陪伴的一个较实用的方法是假想自己在孩子这个年纪时，自己会怎么做，从而理解孩子所面临的压力。

专家心语

家长与孩子的关系就像放风筝，从紧攥风筝线，到控制着松手。

——江文庆

在教育时，有一个维度叫做控制，其对立面是忽视；另一个维度为情感支持，其对立面是情感缺位。这两个维度构成四种教养类型。当家长尝试管理孩子时，一定要倾听他的想法。当我们给予孩子一定的控制和温暖时，就是权威性教育，这时既能倾听孩子的想法，又能给予他指导。

这里举个例子来进行说明。假设今天外面很冷，你的孩子起床了，你的一种选择是告诉他"你今天穿这件衣服"，孩子很可能会说"我不要穿"。另一种选择是你把衣柜打开，问他"这么多衣服你来选，你选哪一件"，但你会面临孩子选了一件薄衣服，穿出去可能会着凉的风险。当然，你也可以为他选两套合适的衣服，让他从中选一套，这样孩子有一定的自由度，同时家长又对其有指导。

再打个形象的比方——有一家工厂晚上需要员工值班。天热时，值班员工要求开空调，领导不同意，两人争执不下。这时负责后勤的工作人员给出了一个解决方法，告诉员工"你可以开空调，但开空调时就不能洗澡了，因为原本烧洗澡水的电用来开空调了"。任何事情都有限制，要让孩子知道限制，在有限制性、有指导性的情况下进行选择。

孩子的年龄不同，家长对其自由度的控制也不同。就像放风筝，年纪越小的孩子，家长会将风筝线攥得越紧。等孩子慢慢长大，我们就可以慢慢松开手中的线，对他们有一定的控制，也让他有一定的自由。让孩子的成长过程中，有关爱，也有温暖。

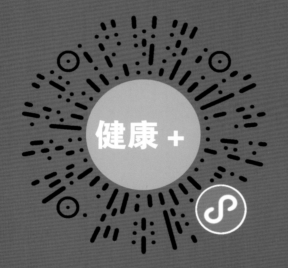

健康 +

运动与美

人人都需要运动处方

"运动是一把双刃剑",科学运动让人受益匪浅,运动不当不仅会导致受伤,还会损害我们的身心健康。我们每个人的体力以及心血管功能等身体情况都不一样。人人都需要拥有一张个性化的"运动处方"。

1. 什么是运动医学

陈世益:肌肉拉伤、交叉韧带损伤等各种损伤,叫运动伤;运动不当引起的心律失常、运动性哮喘、运动性血尿,叫运动性疾病。

运动医学包括运动损伤、运动康复、运动促进健康与运动处方、赛事医疗保障、运动心理学、运动药物学、运动营养与反兴奋剂等方向。

2. 为什么运动是把"双刃剑"

陈世益:科学运动对提高我们的心肺功能以及强壮肌肉、骨骼是有帮助的;但当一些器官过度使用,则会造成使用性的损伤。如"网球肘"是由于打网球时反手动作做得太多造成的,"高尔夫球肘"也是高尔夫运动引起的肘关节内侧的损伤,马拉松运动员也容易引起膝、髋关节和相关肌肉劳损。

另外,大家都知道,运动可以帮助我们增强免疫力,但也有一些运动员透支了运动量时,免疫力反而会降低,更容易患感冒等疾病。

因此,我们称运动是把"双刃剑"。

专家语录

运动医学其实是医学临床专业里一个非常新的跨学科专业,它把运动跟医学的最新知识融合在一起,用医学的最新技术来治疗运动引起的伤害以及疾病。这个理念有两个概念:一个是运动及健康,一个是疾病与伤害。

——陈世益

＋专家语录

一般人认为运动都是有利健康的，但其实当我们的运动达到某种程度，挑战我们身体耐受极限的时候，运动其实就在伤害我们的身体健康了。

——陈世益

＋专家语录

马拉松是一项非常受大家喜欢的运动，越来越多的人不断参与其中，但并不是人人都适合。

——陈世益

3. 风靡全国的马拉松运动，你适合吗

陈世益：跑马拉松一般要满足两个条件。第一，心肺功能要好。如果一个人的心肺功能和有氧能力不是很好的话，他是坚持不下去的。第二，体重正常，下肢力量好。如果体重过重，在长期跑步的过程中没有很好地保护膝关节，很容易对膝关节造成损伤，影响马拉松运动的健康持续发展。

那么在运动中，应该如何避免运动损伤呢？

跑步的人，如果总是绕着一个弯道方向跑的话，内侧的脚和外侧的脚承受的力不一样，承受越多力的脚越容易"坏掉"。在门诊，医生常看到有很多马拉松运动员踝关节或膝关节外侧疼痛或者内侧疼痛，其实跟训练方式有很大的关系。建议运动员们往不同的方向跑，让两侧肢体的受力达到平衡。

此外，很多热爱运动的人还会发生"网球肘""高尔夫肘"等损伤。为避免这类运动损伤的发生，非常重要的措施是避免单纯某一个姿势动作。很多运动损伤都是重复动作造成的劳损性损伤，反复做同一个动作，非常容易造成劳损。当然也有一些防护措施，比如护肘等，可以帮助我们把肘、腕关节训练时使用的过度用力分散掉。另外，还要遵守运动规则，不要造成恶意损伤。

4. 运动处方和一般的药物处方有什么区别

陈世益：开运动处方的目的是有病治病、无病防病。能够开运动处方的是运动医学医生，有运动处方资质的运动生理师，或者是经过专门培训的运动康复师。

开运动处方一般有以下这些流程。

首先让患者填写筛查问卷，包括身高、体重、性别、年龄、职业等基本资料，为什么寻求运动治病，有哪些疾病，有哪些运动爱好等。

第二，由医者对个体进行肌肉骨骼系统的筛查。筛查病人有没有畸形，关节有没有问题。

第三，由医者进行运动能力和损伤风险的评估。比如对个体弹跳的能力、柔韧性、运动的配合程度、平衡能力作评价。没有这些评价，开出去的运动项目病人也会不适应，也不会采用。

第四，进行心肺功能测试。通常由专科的医生来进行，评估病人的心脏功能和肺部功能，制定心肺功能运用程度。

第五，给个人做三维的足底力学的分析，是不是平脚（扁平足），脚后跟有没有内翻。如果脚有问题的话，跑步这一类运动就不太适合他，或者他的鞋子要进行更换了。

然后再根据上面的五项测试，形成分析报告，给予专业的运动方案指导。当然，这个运动方案指导不是一劳永逸的，它需要不断测试、不断调整，一直达到运动的平衡为止，是一个非常复杂的个性化方案。

专家语录

我们患病时去医院开处方，医生会根据不同症状开药并说明用药剂量、强度、时间以及注意事项等。运动处方与此类似，以处方的形式，将运动的一些要素——包括运动种类、频率、强度、时间、周期、总量以及注意事项等，以处方的形式提供科学的运动建议，给有病的人或者是没有病但有运动健康需求的人。对有病的人可以起到治病作用，对没有病的人可以起到增强体质、预防疾病的作用。

——陈世益

＋专家语录

运动处方是个性化的，适合不同年龄、不同身体情况的人。六大人体系统的慢性病病人都适合开具运动处方。

——陈世益

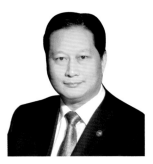

陈世益
复旦大学运动医学研究所所长
国家临床重点专科华山医院
　运动医学科主任
上海市人民政府参事
中华医学会运动医疗分会主委
中国骨科医师协会运动医学
　专委会主委
国际汽联中国 F1 大赛 CMO

5. 哪些人适合开运动处方

陈世益：第一类是心血管系统疾病病人，如有高血压、高血脂、冠心病的人非常适合做运动处方的治疗。

第二类是呼吸系统疾病病人，慢性阻塞性肺部患者可以通过运动来缓解症状。

第三类是代谢内分泌系统疾病病人，比如说肥胖、糖尿病的人。最典型就是糖尿病，糖尿病治疗的"三架马车"的第一架"马车"就是运动。

第四类是神经系统疾病病人，比如说中风病人，手脚不能动，或者动作不平衡。在医院治疗中，运动疗法是最主要的疗法，可训练其恢复生活自理能力。

第五类是免疫系统疾病病人，做运动、锻炼非常有效，包括肿瘤病人。现在很多肿瘤病人在治疗的过程中，医生都会建议其做运动。

第六类是肌肉骨骼运动系统疾病病人，运动处方非常适合骨科、运动创伤后或手术后的功能恢复。

风靡全球的 "321" 健身法

1. BBC 证实有效的健身法

陈世益：想健身，奈何工作繁忙没时间；制定好健身计划，却"三天打鱼两天晒网"无法坚持；居家锻炼，没有健身教练掌握不了动作要领；每天都锻炼，却收获甚微、看不到成效……或许你可以试一试风靡全球的"321 健身法"。每天 3 分钟，21 天塑造一个全新的你！

"321 健身法"英文名字叫 HIIT，高强度间歇性训练（high-intensityinterval training），即每天高强度间歇性训练 3 分钟并坚持连续 21 天。英国 BBC 的纪录片《锻炼的真相》特别提到这个运动，并证实了它的有效性。这种高强度运动和低强度运动交替的锻炼方式既提高了机体代谢功能，又增加了脂肪的消耗。最新研究显示，HIIT 是塑型和减脂的最好方式之一。

"321 健身法"包括三部分区域的运动，即上半身体能、下半身体能和核心肌群的控制能力。包括六个动作，每一个动作只要做 30 秒，每天运动 3 分钟，坚持 21 天，可以起到减脂的作用，并且对保持身材也很有效果。

专家语录

高强度间歇性训练是目前风靡世界的健身、减肥方法，有塑形作用，且受时间限制较少，对工作时间非常紧张的人也非常有效。

——陈世益

2. 六个动作，体能 + 核心控制

动作一：

空拳练习。

动作要领：

打出力度。

陈世益：这个动作主要为下一步的运动提供热身活动，可以提高运动者的步伐移动能力、肌肉及关节的协调能力，提高心脏功能和条件反射水平。

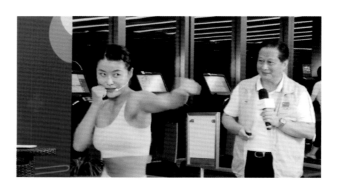

动作二：

俯卧撑。

动作要领：

核心肌群收紧，手肘贴近身体两侧，尽量往内侧收，不要展开，同时保持均匀的呼吸。

陈世益：俯卧撑非常简便、可行性强，不需要任何设备，只需要很小的空间和很少的时间。它主要通过增强腹部和背部的稳定性来锻炼核心肌群力量，可以提高基础代谢率，消耗更多的能量。

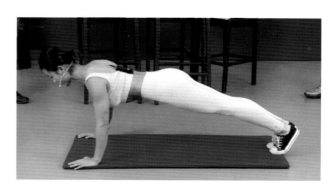

陈世益：深蹲跳的每项研究都取得十分惊人的结果，其中之一就是如果深蹲跳做得正确，能够激发人体释放生长激素。这样的调节，对于肌肉的生长有十分重要的作用。一个不为常人所知的益处是，深蹲跳非常有助于机体代谢废物的排出，因为它能够提高机体的泵血功能，促进代谢废物尽快排出体外。

深蹲跳比较难，如果下肢力量不足，膝关节可能会痛，但是不要紧，只要坚持30秒即可。

动作三：

深蹲跳。

动作要领：

在标准深蹲的基础上进行深蹲跳。标准的深蹲，即膝关节不要超过脚尖，双脚踩稳地面，屈髋屈膝，核心收紧。蹲下去的同时臀部低于膝盖。顺势甩手，用甩手的力加伸髋，带动核心肌群，同时跳起来。落地的时候保持深蹲的姿势，注意保持均匀的呼吸。

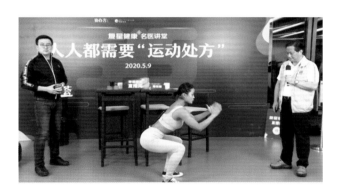

陈世益：这个动作能加快心率，帮助降低患骨质疏松、糖尿病、高血脂甚至一些癌症的风险。

动作四：

原地高抬腿。

动作要领：

提膝成90°，膝关节与髋部平行。最重要的是核心肌群收紧，让身体处于一个收紧的状态，不要太放松。一定要全脚掌落地，不能只是脚尖点地；手臂要甩起来。

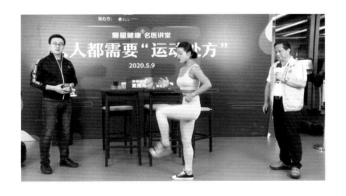

动作五：

星状跳。

动作要领：

蹲下去，跳起来，手脚打开，伸向很远的位置。核心肌群收紧，双脚踩稳地面，保持均匀呼吸。

陈世益：星状跳对于强健四肢肌肉是一种非常好的锻炼方式，能全面提升心血管功能，锻炼更加广泛的肌肉群，如腘绳肌和臀肌等。如果做得正确，星状跳在减脂、减重方面的效果是十分明显的。

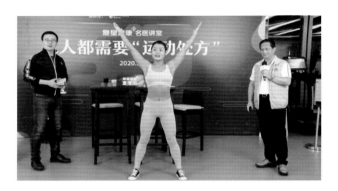

动作六：

仰卧起坐。

动作要领：

不要用手去拉头部，起身的时候身体不要全部起来，否则腰椎会挤压受损。腹部肌肉用力，收缩到极限范围，然后下落，保持均匀的呼吸。

陈世益：仰卧起坐可以增强你的外部核心肌肉——较大的腹外斜肌。定期进行仰卧起坐练习，可以获得强健的体格和完美的体型。

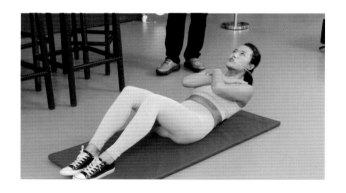

健康之美，从皮肤开始

皮肤是人体最大的器官。呵护健康，从管好我们的皮肤开始。无论是预防皮肤疾病，还是抵抗肌肤衰老，都是人生中非常重要的课题。日常生活中，护肤的正确方式有哪些？新冠疫情期间又增添了哪些新的"功课"？让我们听专家一一道来吧。

1. 口罩加重青春痘

项蕾红：防控新冠病毒，戴口罩是最有效的预防途径之一。可是戴口罩之后，有些人的青春痘更严重了。戴口罩和青春痘之间有什么关系呢？

青春痘也叫痤疮，由于皮脂分泌旺盛，再加上痤疮丙酸杆菌快速繁殖，便会引起炎症反应，我们就会发现痘痘变红了，有囊肿了，有结节了。

什么情况下皮脂分泌会旺盛呢？其中一个原因是局部的温度增高，比如天气变热。在微环境当中，由于温度的升高，皮脂分泌就会旺盛，痤疮也会因此加重。另外，疫情期间，很多人的作息规律被打乱了，皮脂腺分泌的节律也被打乱了，你不睡觉，皮脂腺也不睡觉，这就是很多人发现熬夜之后痤疮就会加重的原因。

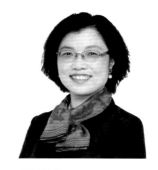

项蕾红
复旦大学皮肤学研究所常务
　副所长
中国医师协会皮肤科医师分会
　（CDA）副会长
中国整形美容协会微创与皮肤
　美容分会副会长

2. 变老是从什么时候开始的

项蕾红：随着医学的进步，对抗肌肤衰老的方式也在不断迭代。如今，我们可以通过强脉冲光、果酸、非侵入性医美的方法延缓衰老。

皮肤的老化，除了自然老化之外，就是光老化。除了对抗自然老化，生活中抵御光老化的理念也日益被大众所知悉。事实上，光老化从人一出生就开始了。胎儿都是在羊水里，皮肤不接触空气，不会氧化；一旦出生，皮肤暴露在空气当中，老化（也就是氧化）的过程就开始了。就像苹果放在空气当中会慢慢变黄一样。

因此，防晒对于抗老化来说尤为重要。

3. 防晒，你做对了吗

项蕾红：首先要合理选择防晒用品，日常可以使用 SPF25～30 的防晒产品，如果在高原等日照较强的地方，则要选择 SPF50+ 的产品，可起到更好的防晒效果。此外，如果出现晒伤，大家可以运用一个急救措施——用冰牛奶（最好是全脂的，经过高温灭菌或巴氏消毒的牛奶）浸湿纱布，敷在脸上，可以起到消肿的作用。如果采用这种急救措施后，第二天皮肤还是红肿得厉害，需要去医院就诊。

4. 需要防范的紫外线

项蕾红：对日光敏感的病人，或者晒了太阳有皮疹的人，可以到医院里做最小红斑量的检测，看看自己是不是对紫外线过敏。如果对紫外线过敏，则需要进行治疗，可以用防光剂和增强对紫外线耐受的药物来治疗。疫情期间，我们都戴口罩，这一举动对防治光敏性皮炎是有利的，对黄褐斑的防治也是有作用的，原因就是戴口罩可以起到防晒的作用。

专家语录

光老化、日光性皮炎以及晒伤都跟紫外线有关。

——项蕾红

5. 宝宝湿疹，咋整

项蕾红：宝宝湿疹是常见的问题，很多家长却不知道该怎么办。首先来说一个误区：老百姓之间流传这样一个说法——"湿疹出水了以后就不能碰水"，实际上这个观点是不对的。无论是小孩子的湿疹还是成人湿疹的大量渗出，渗液都是浆液型的，清洗不掉。有一个很好的"秘方"——用家里吃的麻油轻轻擦一下。麻油不会滋生细菌，另有收敛作用。因其成分是油，可以把浆液性的物质去除掉。涂 3 ~ 5 天就可以改善症状，之后再涂药膏。等湿疹完全好了，就需要给宝宝用皮肤屏障修复剂，把皮肤屏障修复好就不容易再发生湿疹了。

专家语录

对于每个家庭来说，宝宝的健康无疑是头等大事。湿疹是临床上常见的婴幼儿皮肤问题。除了对症治疗，在平时注重皮肤屏障的修复是防患于未然的重要措施。

——项蕾红

+ 专家心语

夏季天气炎热，一些与温度有关的真菌感染也就随之而来。在各种真菌感染的皮肤病中，有些奇痒难忍，容易引起人们的警惕；另一些袭来时不痛不痒，惹出的麻烦却也不小。

——项蕾红

6."癣"择困难户

项蕾红：皮肤癣菌的生长条件依赖于温度和湿度，达到条件后便会生长。比如花斑癣，发病时不痛不痒，所以大家常常不在意，等到来皮肤科就诊的时候，有些病人已经发得全身都是。建议大家在夏天运动的时候，带条毛巾及时擦汗，让身体保持干燥，尽量不为真菌生长提供条件。同时，由于皮屑带菌，所以贴身衣物要和其他衣物分开洗。当然，如果皮损面积比较大，可以用口服药物进行治疗。花斑癣是可以根治的。

股癣也是夏季容易发生的真菌性皮肤病，主要发生在大腿根的两侧。好发人群是长时间开车的司机或者一些需要久坐的工作人员。由于经常坐着，如果没有很好的空调环境，就容易导致真菌生长。股癣对于很多人来说是难言之隐，因为发生在大腿根部，痒的时候不好意思抓，很难受。对抗这种疾病的方法是：有条件者可以换个透气的坐垫，使局部的温度下降；出汗的话，要及时擦干。

智慧女性的全方位之美

职场女性财务自由、人格独立，但在事业与家庭的双重压力下，她们比其他同龄男女更容易衰老，身体健康与精神健康都不容乐观。女强人的敏感脆弱，也许并不来自充满压力的外界，而可能恰恰就是某一天在镜子里看到的那个不再年轻的自己。面对肌肤衰老、脸颊松弛、轮廓模糊、身材走样，抑或是卵巢衰老，我们该如何科学合理地保养？如何正确地选择适合自己的医美项目？

下面，我们就从医美美容的角度，从面部保养到器官的维护，自"上"而"下"地为女性朋友们揭开保持美丽的秘诀。

1. 探索美丽的秘诀

王秋玉：美的种类有很多。

自然健康之美

自然与健康的美是指手纤细柔嫩，皮肤白皙，颈部细长，牙齿像瓜子一样排列整齐，笑起来生动迷人，面部表情生动活泼。所以我们在做整形美容的时候，一定不会塑造"苦瓜脸"，而是从各个角度塑造平滑的曲线；皮肤白皙健康，质地水润有弹性的；五官端正，左右对称。

标准与和谐的美

标准与和谐的美是指面部的"三庭五眼"，侧面观鼻额角应该为120°～130°度。大家可以自己照镜子衡量一下，是否有整形的必要性或是改善的余地。其次是颌颈角，年轻人的颌颈角比较锐利，"侧颜杀"是非常美的。另外，大家常常只注

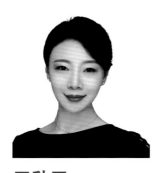

王秋玉
陆军军医大学整形外科学博士
英国医学硕士（荣誉学位）
美国常青藤盟校校友
首届医美行业科技人物奖杰出
　　青年获得者

意脸，其实身体也是有一定比例的，通常脐部将上身与下身分成 5∶8 的比例，也就是说，脐部是人体的黄金分割点。

个体与个性的美

网上流传一句戏言——"不求同年同月同日生，但求同脸同美同医生"。但我们更建议每个人有不同的美，这才是真正意义的美。如果每个人都一样，那就没有所谓的美了。

现在的美不仅是女性的专利，越来越多的男性也到门诊寻求一些帮助。

东方与西方的美

东西方的审美不同，例如中国人鼻梁没有西方人那么高，眼睛没有西方人那么深邃；东方的美女线条柔美，下颌角没有西方人那么明显。目前西方人整形趋势是在下颌角和颧骨注射，希望自己的下颌角更加丰满、颧骨更加立体；而东方人则认为颧骨过高会"克夫"。所以东西方关于美的认知是有一定差异的。

不同时代的美

不同时代美的标准都不一样。唐代以胖为美；宋、元代因为国家体制的变化，主张勤俭，则以瘦为美；到了民国又回到主张圆润为美，当时的旗袍就能很好地体现女性的身段；"文革"时期提倡整齐划一的美；而我们现在更主张多元化的美。费孝通先生有句话："各美其美，美人之美，美美与共，天下大同。"

2. 保护好"闺中密友"——卵巢

王秋玉：生殖系统是散发美丽或者是魅力的核心所在。

引起重视，及时就医

随着时间的推移，我们的卵巢会发生一定的变化。卵巢早衰的年龄诊断标准是小于 40 岁，早衰的症状并不只是月经量少，一定要经过专业医生诊断之后才可以确认。高压工作环境下的职业女性更应关注身体内在的变化。

卵巢功能的检查

我们可以通过一系列的检查（如 B 超、激素检测等）对卵巢功能进行检测，也可以通过直观的变化，例如面部皮肤变化、脂肪变化、筋膜系统变化、骨组织变化等来判断卵巢是否早衰。比如，骨组织变化会导致骨盆越来越宽；生殖器官的变化会导致阴道松弛、外阴干燥、多余皱褶生成、颜色变化；韧带和黏膜的变化会导致盆底黏膜障碍，导致压力性尿失禁、阴道黏膜颜色发生差异、阴道 pH 检测呈酸性等。总而言之，女性生殖系统的健康非常重要，不仅影响形态，也影响功能。

3. 生殖器健康，应寻医有道

王秋玉：女性生殖问题为什么难以解决？很多研究证实，40% 的人是因为性功能障碍产生心理压力，而只有 14% 的人会选择就医；也有研究

专家语录

面部的美丽和身体上的美丽是取决于内部的。对于女性而言，激素水平是保持年轻态的重要因素。卵巢是女性激素水平分泌的重要器官，因此也需要用心呵护。

——王秋玉

专家语录

如果发现了症状，不要存侥幸心理，也许表现出来的一点微观症状正是你的生殖系统发出的"警报"。

——王秋玉

"女性外生殖器整形"这个词在 1978 年产生，1984 年正式有了针对女性性功能和美学进行改善的技术。随着时间推移，如今，女性生殖抗衰或者是女性整形治疗可以为女性提供更多、更好的办法。女性朋友们可以针对自身情况选择性地进行治疗，但一定要选择正规的医美机构和医疗机构。

——王秋玉

表明，83% 的人有阴道松弛的症状，而门诊统计到的发病率却只有 24% ~ 38%，说明很多人都未能及时就医。所以女性朋友们一旦发现自己有生殖器症状，哪怕只是皮肤或黏膜症状，也一定要引起重视，因为这些微观症状很可能是你生殖系统发出的"警报"。

4."私处"的缺憾，可以整形改善

王秋玉：女性生殖抗衰或者是女性整形治疗包括药物治疗、激素替代疗法和中药疗法，例如做肌肉训练、刺激反馈的检测和治疗。生殖器的问题会对心理造成影响，可以考虑介入心理治疗；同时还可以做微创治疗、光电能量治疗。当女性朋友们遇到很严重的问题时，可以做外生殖器整形，如大阴唇、小阴唇、阴道壁的整形，还可以使用微创会阴体整形，对整个盆底的功能提升有很大的帮助。

有女性朋友会问，私密保养靠不靠谱？多久保养一次比较好？我们认为，不主张过度治疗或者是过度保养，有性生活的人可以考虑到专业机构做一些保养。我们的原则是将医学放在首位，从安全的角度达到美学的效果，通过整形的手段为消费者提供更多、更好的治疗。

科学保养"三部曲"

大多数女性朋友们在生活中扮演着不同的角色，面对职场与家庭的双重压力，女人们更要学会好好爱护自己。面对衰老，只要我们科学保养，合理利用医美手段，便可以轻松跨过这道"坎"。

第一，每天注意清洁皮肤，做好保湿与防晒，合理选择适合自己的护肤品，科学预防光老化；第二，在衰老来临时，合理利用医美手段，本着医学为先、由医学到达美学的原则去改善自己；第三，在选择医美产品时，请认准经 CFDA 认证的品牌，并到正规的医美机构进行治疗；第四，给予"闺中密友"——卵巢更多的关注，发现微观症状不可存侥幸心理，请及时就诊。

要坚信，无论身处哪个年龄段，你都是最美的女人。

（王秋玉）

全面抗衰——现代医美新技术

健康和美丽是一个不断变化的过程，时间会对我们的面部或者是身体带来影响，这就是"衰老"。女性在面对衰老时，无须感到恐惧，只要我们正确地认识它、科学地面对它，依然可以保持美丽。

——王秋玉

日常生活中，自我管理很重要，如果不做好皮肤的清洁、保湿、防晒，也会导致加速衰老。

——王秋玉

1. 面部衰老的症状有哪些

王秋玉：面部衰老一般有以下表现。

（1）年轻时出现光老化，症状表现为面部色斑、毛孔粗大、肤色黯淡、毛细血管扩张。"高原红"就是光老化导致面部毛细血管扩张的典型案例。

（2）出现皱纹。皱纹又分为动力性皱纹和静态皱纹，动力性皱纹主要是表情引起的，静态皱纹是不做任何表情就可以看到的。

（3）脂肪流失加速。面部下部脂肪堆积，出现太阳穴凹陷、双下巴等。

（4）骨骼老化。比如鼻子没那么挺了、西方国家老年人的眼窝更加深陷了，这都是骨骼组织的变化对形态产生的影响。

2. 做好面部抗衰老

王秋玉：防晒非常重要。紫外线并不是肉眼可以看到的，我们需要通过人工的方式降低光老化的损害。此外，我们应保持身心健康，有时候疾病是因为心理压力造成的，一旦心理健康了，则更容易促使你拥有一个很美好的视野或是看待事物的方法，进而也就使我们变得更加美丽自信。

3. 如何清除色斑

王秋玉：有的色斑要加以内调，而对于表皮性色素疾病，可以通过激光或者是强光来治疗。利用激光或强光的选择性光热效应，特定色素吸收光，其他正常的组织不会吸收光或只是吸收极少量光，达到刺激皮下胶原蛋白再生的作用。如果有条件，建议尝试做脉冲强光的治疗。

4. 水光针、脉冲强光、OPT、皮秒针

王秋玉：水光针早在 2000 年就进入中国了，那个时候叫高美素疗法，向皮肤中胚层提供一些必需的养分，使皮肤看起来更水润，提高皮肤保水的能力。脉冲强光和 OPT 属于同一类，前者对光老化治疗效果非常好，包括毛孔粗大、细小皱纹、气色黯淡、毛细血管扩张；而皮秒针对真皮斑的疗效非常不错，它可以让皮下的黑色素颗粒变得更小，被巨噬细胞吞食掉，治疗效果会更好。可以根据自身的情况到正规的医美机构问诊进行治疗。

5. 注射美容产品对人体有伤害吗

王秋玉：注射美容产品的材料分几大类，第一类是 A 型肉毒毒素类，起到除皱或让肌肉废用性萎缩的作用；第二类是充填类材料，其中包括

专家语录

不同的色斑有不同的治疗方法，我们应到正规机构问诊后再"对症下药"。

——王秋玉

专家语录

具体选择哪种治疗方式，需要在了解其原理后，结合自身情况再做选择。

——王秋玉

注射本身是微创，对人体没有太多的伤害。注射材料不同，对人体会有一定的影响。所以要选择 CFDA 批准的由正规厂家生产、正规渠道销售的美容注射产品。

——王秋玉

现在可以供女性选择的身体整形项目非常多，且技术也日趋成熟。一般来说，你想要改善某部位的想法，大部分都可以帮你实现。

——王秋玉

永久和非永久性材料，如含 PMMA 的不可降解的高聚物；另外还有透明质酸、胶原蛋白等可以降解的非永久类充填剂。比较特殊的是自体脂肪，移植存活了之后，基本上就是永久的。

这里要特别强调，美白针没有国家批准的药准字，所以正规的医疗机构是不会提供的，因为是不合法的。还有一些溶脂类注射产品，在美国通过了 FDA（美国食品药品监督管理局）认可，但在中国没有通过 CFDA（国家食品药品监督管理局）认可，所以大家对于注射类产品的选择一定要谨慎再谨慎，并且一定要在正规的医疗机构，让职业医生帮助进行注射。

6. 现代医美帮你重塑年轻身材

王秋玉：很多人都重视面部的抗衰老而忽视了身体，其实我们的身体也同样需要维护。随着时间的推移，我们的身体也发出了衰老的信号。女性身上有很多整形项目可以做，例如蝴蝶肉（胳膊上的赘肉）可以通过吸脂的方法解决；可以根据自身情况做隆胸或胸部缩小；腹部和臀部也可做成形术等。尤其腹部整形，近年来的治疗更为精细化，40～50 岁的女性都可以做出"马甲线"，男性也可以做成八块腹肌的样子。随着医美的发展，还会有更多的项目可以惠及大众。

日本匠心医美：
安全自然之美三原则

人生多变，世事无常。如果说有什么始终不变的，或许就是人类对美的持久追求——无论是在病床上停下几秒欣赏夕阳的老人，还是身在病房仍不忘舞蹈的年轻护士，都在我们脑海中留下了深刻的印象。而美容行业，正是为了帮助人们实现对美的追求而诞生的事业。

谈到美容，大家很容易第一时间想到韩国。但事实上，日本才是世界上最早进行整形外科手术的国家之一。日本整形医生以其高超、娴熟的技术，追求自然、无痕整形效果的理念以及对操作安全的重视获得了全球客户的一致认可。

下面我们就聊一聊日本的医美发展趋势，以及什么是精致、微创、安全的日式医美理念，同时也为大家揭开日本医美服务的神秘面纱，一起了解日本医美整形的审美、抗衰和治疗的三大原则。

1. "美"的定义——轮廓、比例和五官

古山登隆：虽然血统不同导致大家的轮廓线条都不尽相同，然而最重要的都是拥有丰满的苹果肌、完美的下颌线。在诸多脸型中，以鹅蛋形脸或心形脸为最优。

不论是竖着看还是横着看，面部比例是否平衡对于美都至关重要。秀丽的五官加面部的比例平衡才能造就美丽的脸庞。

面部比例平衡中最重要的就是高光中心区，其中倒三角中心区是重中之重，因为人们在看对

专家语录

美丽的定义，存在着客观的标准。即使国家不同、民族不同，但是美的标准是相同的，那就是轮廓、比例、五官以及面部曲线。

——古山登隆

119

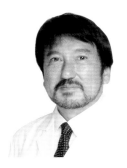

古山登隆
日本自由之丘美容整形医院
　理事长
日本整形外科学会专门医
日本抗老年龄医学会评议员

我们对自己的看法有时是有偏差的。比如我们在照镜子时，会无意中做表情掩饰自己真正的模样。现在流行的抗衰治疗，其实就是帮助客人尽可能接近其希望的样子。

——古山登隆

方面部的时候，会第一时间观察对方的倒三角中心区是否美丽。因此，拥有平衡感的面部才能显得更漂亮、更完美。

2. 衰老的要素——萎缩、下垂和僵硬

古山登隆：人类的面部组织由骨骼、肌肉、脂肪、皮肤组成。

岁月对脸庞做了什么

我们从微整的角度来看看，其实衰老意味着三点——萎缩、下垂和僵硬。萎缩也就是人体组织的减少，比如人老后手部组织也会减少，血管突起，手变得瘦骨嶙峋；其次是线条的下垂；最后是挛缩僵硬，这是衰老的三大因素。

无论男女，年轻时的面部中央三角区形状完整、清晰可辨，脸部轮廓紧致，看起来更为精神漂亮。但随着年纪的增长，眼睛周围的组织渐渐下垂，逐渐变形。鼻子也会塌向两边并扩大，鼻尖开始向下垂。上下嘴唇渐渐向内萎缩，同时慢慢变薄，审美线（鼻尖和下巴的连线）的位置也会随着年龄的变化而变化，下巴的骨头会越来越小，导致整体的面部呈现衰老化。

改变后的容颜，该如何进行修复

对应衰老这三大因素，萎缩的地方要进行填补，主要是使用玻尿酸对凹陷的部位进行补充。下垂的部分需要被支撑起来，主要使用埋线的方法。在挛缩的地方使用肉毒素，将挛缩的部分伸

展开来。抗衰的要诀是不要只做一项，最好是进行组合治疗，如果只用一种方法治疗，就会失去平衡。

3. 安全医美的原则——"组合拳"、不手术、内外兼修

古山登隆：抗衰的秘诀是进行组合治疗，通过多种医美方法使面部达到自然美和平衡。

微整抗衰要打"组合拳"

面部衰老是个复合问题，因此在进行微整改善时首先需要在面部组织不够的地方进行填补，利用玻尿酸对凹陷的部位进行补充；然后利用埋线将下垂的部分支撑起来，最后使用肉毒素将挛缩的部分伸展开来。

不用手术刀也能变美

无论在日本还是中国，医美治疗的安全性无疑是大家最关心的话题。从全球的趋势来看，无论是日本还是中国，人们对微整，也就是不使用手术刀也能变美变年轻的方法，需求越来越大。我们一直坚持选择安全的、经过批准的药物；研究解剖学，不断丰富自身知识、精练技术；综合运用技术与药物，在保证安全的前提下，达到变美效果。不论是口腔护理、预防医学还是医美，都希望可以从技术、材料、治疗方法与理论出发，提供高品质、高安全性的服务。

医疗美容希望让客人接受治疗后获得幸福，并因此而走向更好的人生。其实，美就是内外兼

衰老可以用微整的"组合拳"来解决，但是有的人整容以后面孔却变得僵硬和不自然。如何打"组合拳"才能达到自然美的效果？医疗美容目前越来越讲究安全，最终目的就是要让病人接受治疗后获得幸福，并因此而走向更好的人生。

——古山登隆

修，健康的身体、积极向上的精神与美好的心灵，加上美丽的外表，这三样缺一不可。

自由之丘

自由之丘距离东京车站大概需车程 15~20 分钟，距离羽田机场需车程 20 分钟左右。在自由之丘附近，居住着很多知性有品位的居民，很多政府官员、娱乐明星、文学作家等都住在附近。同时，自由之丘还是日本著名的甜品和美学的发祥地。